自动乳腺容积超声
临床应用图谱

主编 李安华 林 僖

编 者
（按姓氏笔画排列）

李安华 中山大学附属肿瘤医院

向慧玲 中山大学附属肿瘤医院

罗 晓 中山大学附属肿瘤医院

林 僖 中山大学附属肿瘤医院

唐郭雪 中山大学孙逸仙纪念医院

燕翠菊 中山大学附属肿瘤医院

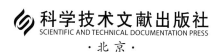

科学技术文献出版社

SCIENTIFIC AND TECHNICAL DOCUMENTATION PRESS

·北京·

图书在版编目（CIP）数据

自动乳腺容积超声临床应用图谱 / 李安华，林僖主编. —北京：科学技术文献
出版社，2022.12
ISBN 978-7-5189-9723-7

Ⅰ.①自… Ⅱ.①李… ②林… Ⅲ.①乳房疾病—超声波诊断—图谱
Ⅳ.① R655.804-64

中国版本图书馆 CIP 数据核字（2022）第 199082 号

自动乳腺容积超声临床应用图谱

策划编辑：付秋玲 责任编辑：李 丹 何惠子 责任校对：张永霞 责任出版：张志平

出 版 者	科学技术文献出版社	
地 址	北京市复兴路15号 邮编 100038	
编 务 部	(010) 58882938，58882087（传真）	
发 行 部	(010) 58882868，58882870（传真）	
邮 购 部	(010) 58882873	
官 方 网 址	www.stdp.com.cn	
发 行 者	科学技术文献出版社发行 全国各地新华书店经销	
印 刷 者	北京地大彩印有限公司	
版 次	2022 年 12 月第 1 版 2022 年 12 月第 1 次印刷	
开 本	787×1092 1/16	
字 数	232千	
印 张	12.75 彩插2面	
书 号	ISBN 978-7-5189-9723-7	
定 价	78.00元	

前　言

　　自动乳腺容积超声是新近出现的超声检查技术，由于该技术能够获得高质量、全乳容积 3D 图像而受到青睐，国内用户正在逐年增加。其特殊的扫描方式和独特的冠状面图像，与现行的手持式乳腺超声扫查不尽相同，使得超声医生无法很快接受该技术和分析图像。在培训自动乳腺容积超声使用者时也出现无文字资料和缺少图谱的难题。鉴于此，我们总结既往多中心研究的病例图片、收集病理结果，编纂了这部图谱，结合已经出版的《自动乳腺容积超声技术专家共识（2022 版）》，二者必将帮助使用者尽快了解和掌握这项新技术，提高中国乳腺癌筛查和诊断水平。

　　自动乳腺容积超声将扫描技术员与读图医生分开，实现了全乳、全容积乳腺图像原始数据存储和远程传输。实现了超声图像的标准化和反复浏览，也成为人工智能的研究热点。初步研究成果显示，使用人工智能技术有助于乳腺病灶的检出和诊断，能极大提高读图医生的工作效率。中国乳腺癌筛查指南将手动超声列为首选技术有较大的局限性，而使用自动乳腺容积超声技术是目前唯一的出路。我坚信：自动扫描、获得全乳标准图像、远程会诊和使用人工智能辅助必将成为中国乳腺癌筛查的技术基石。

　　所有参编人员都参与了中国自动乳腺容积超声多中心研究和近 3 万例的远程会诊工作，利用业余时间整理了近千例的图像，选出 140 个乳腺病例编纂了这部图谱，所有病例都有病理结果。感谢她们为普及自动乳腺容积超声技术做出的艰辛努力。

目 录

第一章　自动乳腺容积超声简介 ·· 1

 第一节　发展简史 ·· 1

 第二节　基本成像原理 ·· 2

第二章　自动乳腺容积超声检查技术及图像质控 ·········· 3

 图像质控 ·· 3

  一、医生工作站 ·· 3

  二、图像质控内容 ·· 3

  三、常见的问题及解决方法 ·· 5

第三章　自动乳腺容积超声乳腺解剖 ······················· 8

  一、乳腺纤维腺体结构分型 ·· 8

  二、乳腺解剖（图 3-1-4） ··· 9

  三、哺乳期乳腺 ·· 10

  四、假体及自体脂肪填充 ·· 10

第四章　自动乳腺容积超声基本病变表现 ················· 12

 第一节　一般表现（横切面声像图） ·· 12

  一、肿块 ·· 13

  二、非肿块型病变 ·· 33

  三、钙化 ·· 34

  四、相关特征 ·· 35

 第二节　冠状面特有征象 ·· 38

第五章　常见的乳腺良性病变 ··························· 58

 第一节　囊肿 ·· 58

 第二节　炎症 ·· 59

第三节　纤维腺瘤 ……………………………………………………… 66

第四节　良性叶状肿瘤 ………………………………………………… 84

第五节　导管内乳头状瘤 ……………………………………………… 88

第六节　纤维囊性乳腺病 ……………………………………………… 93

第七节　非典型增生 …………………………………………………… 112

第八节　小叶原位癌 …………………………………………………… 113

第六章　乳腺恶性病变 ………………………………………………… 117

第一节　浸润性导管癌 ………………………………………………… 117

第二节　导管内癌 ……………………………………………………… 156

第三节　浸润性小叶癌 ………………………………………………… 161

第四节　其他恶性病例 ………………………………………………… 164

第五节　正常淋巴结及乳腺癌转移性淋巴结 ………………………… 177

第七章　特殊病例展示 ………………………………………………… 181

第一节　自动乳腺容积超声展示多灶性病例 ………………………… 181

第二节　自动乳腺容积超声准确判断病灶范围 ……………………… 189

第八章　自动乳腺容积超声规范化报告 ……………………………… 193

第一节　结构化报告——自动乳腺容积超声推荐报告 ……………… 193

第二节　报告案例 ……………………………………………………… 195

第一章　自动乳腺容积超声简介

第一节　发展简史

常规二维超声检查在乳腺疾病诊断、筛查和随访中具有重要作用，但仍存在一定局限性，如检查耗时长、过分依赖检查医师的手法及经验、对乳腺癌诊断特异性较低等。基于以上问题，自 20 世纪 60 年代末期，乳腺容积超声成像开始发展。相较于常规二维超声，自动乳腺容积超声的出现给乳腺癌诊断带来了全方位的技术革新，其扫描系统可以利用大线阵探头自动扫描整个乳腺范围，在短时间内完成整个乳腺数据的采集，并可快速对采集的容积数据进行横切面、纵切面及冠状面图像重建，以获得高质量、大视野的乳腺影像。总体而言，乳腺容积超声基于乳腺构造特征进行数据采集和图像重建，成像方式较为客观，可为乳腺疾病提供更为全面的诊断信息，是常规超声检查的重要补充和发展。

随着计算机技术及三维成像系统的发展，多种新型自动乳腺容积超声扫描仪相继被研发及应用。新型自动乳腺容积超声系统（automated breast ultrasound system，ABUS）可自动进行乳腺扫描，具有成像速度快、图像分辨率高、操作者依赖性弱、可重复性高等优势。美国 U-Systems 公司是自动乳腺容积超声产品化的先驱，推出了 somo·v 自动乳腺超声成像系统，其有包括适用于乳腺扫查的凹型探头、扫查表面压缩、全自动超声扫描在内的一系列乳腺容积超声成像相关的技术专利。somo·v 是首个用于致密型乳腺患者联合乳房 X 线检查的自动超声影像系统，于 2005 年获得 FDA 认证，其针对乳房 X 线检查阴性及没有乳腺癌症状的致密型乳腺女性，为临床医师提供额外的诊断依据。2010 年 Siemens 公司推出自动乳腺全容积扫描仪（automated breast volume scanner，ABVS），探头频率 5~14 MHz，最大扫描容积 15.4 cm×16.8 cm×6.0 cm，可在 10 min 内自动获取乳腺的全容积图像。2012 年 GE 公司收购 U-Systems 公司，其 Invenia ABUS 乳腺成像技术获 FDA 批准。Invenia ABUS 配备有高频率矩阵探头 M12L，采用多焦点技术，可产生 16 cm×13.6 cm×6 cm 的乳腺容积图像；具有专利性反向曲线传感器技术，符合女性乳房的解剖结构；具有新型施压辅助技术，可自动对乳房进行适度压缩，无须医师操作即可获得可重复性高的乳腺影像。

第二节　基本成像原理

　　自动乳腺容积超声即利用上述超声探头结合空间定位机械获取一系列图像及其对应角度和位置，并通过后处理方式重建三维乳腺容积影像。自动乳腺容积超声系统有仰卧位和俯卧位两种形式。最新的仰卧式 ABUS 和 ABVS 由常规彩色超声诊断仪、柔性机械臂及全容积扫描探头、容积影像数据处理系统三部分组成。矩形探头频率为 5~14 MHz，长度至少为 15 cm（一般为 19~30 cm，以便探头一次扫查覆盖整个乳房组织），单次扫描可获取单侧乳房范围大致为 15 cm × 17 cm × 6 cm 的容积数据，产生 300 余张层间距为 0.5 mm 的二维横切面图像。自动乳腺容积超声扫查时间约为 10~15 分钟（包括患者准备和影像采集）。根据实际情况，检查者选择最佳预设参数，调整探头角度和压力；扫描从乳房的下半部分向上半部分自动进行。每个乳房有 3 个基本容积：前后位（AP）、外侧位（LAT）和内侧位（MED）；根据受检者乳房大小可加行上下位扫描以覆盖整个乳房。扫描完成后将全部 2D 影像数据传输至系统工作站，自动重建出连续的冠状面、矢状面和横切面图像，并进行数据解释。此外，扫查时可将超声探头配置为快速读出，以便在 1 分钟或更短的时间内完成扫描。

第二章 自动乳腺容积超声检查技术及图像质控

图像质控

一、医生工作站

接收图像后，导入自动乳腺容积超声专用阅片工作站。

二、图像质控内容

标准的乳腺容积图像应包括：乳头至胸壁的全部乳房组织；皮肤及腺体显示清晰；皮肤和腺体边缘无气泡及声影；无伪影。图像质控主要包括图像位置、深度、分辨率、是否有伪像、腺体是否包全。

1.位置

（1）前后位（AP）：冠状面显示乳头位于图像中点，各个象限组织图像对称，图像无气泡，无明显腺体缺失（图 2-1-1A）；图像外侧部分缺失，乳头偏外侧（图 2-1-1B）；图像内侧部分缺失，乳头偏内侧（图 2-2-1C）。

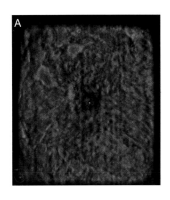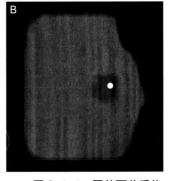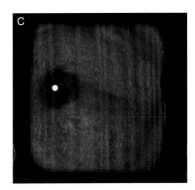

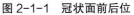

图 2-1-1 冠状面前后位

（2）外侧位（LAT）：包含乳头、外上象限组织及腋尾，乳头位于取样框内下方，需保证乳房腺体外侧缘轮廓完整清晰（图2-1-2A）；腋尾部易未包全（图2-1-2B）。

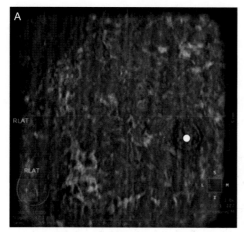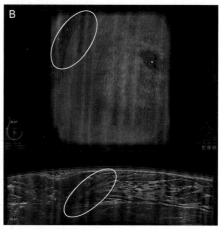

A. 乳头位于取样框内下方；B. 椭圆内区域：腋尾部未包全；白色圆点：乳头位置。

图2-1-2　右乳外侧位

（3）内侧位（MED）：包括内侧组织、乳头和下方组织，其中包括乳房下皱襞，将探头调转方向，移动至患者对侧。内侧位图像保证乳房内侧缘腺体轮廓完整清晰（图2-1-3A）；图像偏向乳房外上方，内下方未包全（图2-1-3B）。

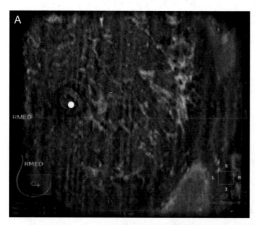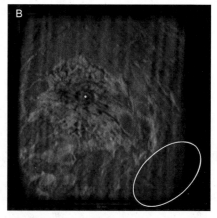

椭圆内区域：乳房内下方未包全；白色圆点：乳头位置。

图2-1-3　右乳内侧位

2. 深度

仪器上有 3 cm、4 cm、5 cm 3 个档，可以根据受检者乳房大小选择合适的扫描深度，以横切面图像上出现肺表面回声为准，冠状面出现肋骨影为准。

3. 分辨率

仪器的分辨率已优位设置，无须调节。

三、常见的问题及解决方法

1. 大乳房：常规体位无法完全覆盖腺体，可视情况增加扫查切面（上方位、下方位、上外侧位），见图 2-1-4。

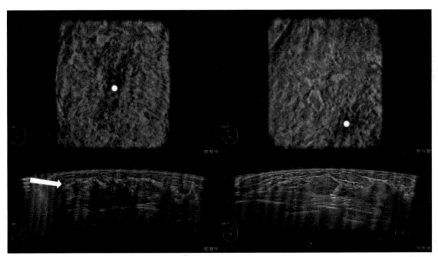

乳房较大，左前后位未能覆盖内上象限（白色箭头），增加左上方位以包全内上象限腺体；白色圆点：乳头位置。

图 2-1-4　大乳房

2. 伪像：应根据形成原因对应处理，常见原因及处理方法如下。

（1）压力不足造成腺体边缘衰减，应适当增加该侧的压力（图 2-1-5）。

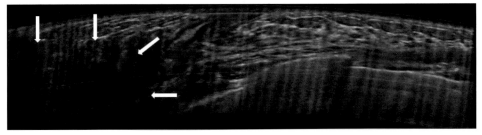

白色箭头：压力不足造成腺体边缘衰减。

图 2-1-5　腺体边缘衰减

（2）Cooper's韧带衰减，始于Cooper's韧带浅面，呈带状（图2-1-6A）或线状声影（图2-1-6B），随Cooper's韧带走行；可适当增加压力或侧动探头。

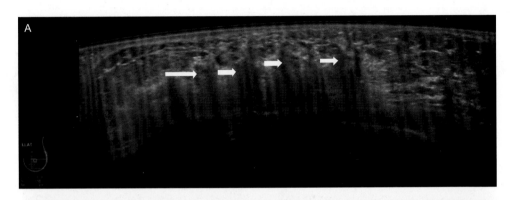

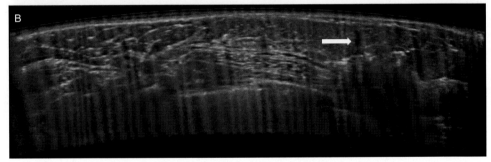

A.白色箭头：Cooper's韧带衰减，呈带状；B.白色箭头：线状声影。

图2-1-6　Cooper's韧带衰减

（3）乳头后方衰减（图2-1-7A），可多填充耦合剂，使乳头轮廓清晰（图2-1-7B）。

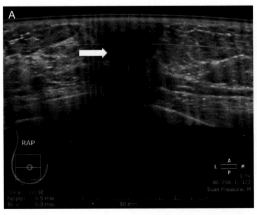
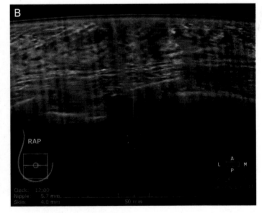

A.白色箭头：乳头后方衰减；B.增加耦合剂后乳头轮廓清晰。

图2-1-7　乳头后方衰减

（4）阶梯征（图2-1-8），呈宽度均匀横行阶梯状，可由检查者扫查时抖动或受检者体型较瘦且检查时较紧张、心脏搏动导致胸壁节律性震动等造成，需检查者手法稳健、嘱受检者放松平静。

（5）竖纹征（图2-1-9），判断是否探头故障、耦合罩或者皮肤上是否有干凝的耦合剂。

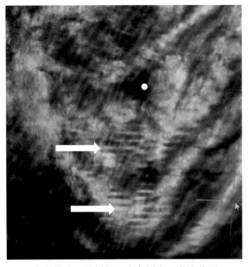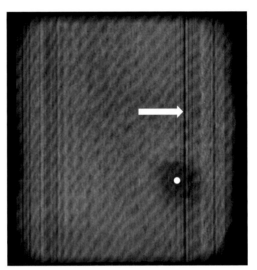

白色箭头：阶梯征；白色圆点：乳头位置。　　　　　　白色箭头：竖纹征；白色圆点：乳头位置。

图 2-1-8　阶梯征　　　　　　　　　　　　图 2-1-9　竖纹征

（6）耦合剂气泡，其造成低衰减伪像始于皮肤层浅面，延伸至深面（图2-1-10 A），可见"彗星尾征"（图2-1-10 B）。应拭去含气泡耦合剂，涂抹耦合剂时避免产生气泡。

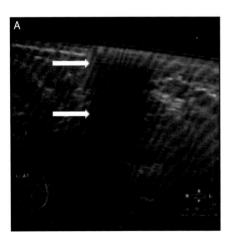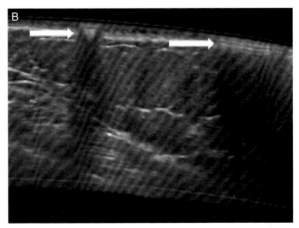

A.白色箭头：衰减伪像；B.白色箭头：彗星尾征。

图 2-1-10　耦合剂气泡造成的伪像

第三章　自动乳腺容积超声乳腺解剖

一、乳腺纤维腺体结构分型

1. 均匀腺体型

该型腺体在横切面上高回声腺体层占比大于低回声脂肪层，腺体内无明显的脂肪结构伸入（图 3-1-1）。

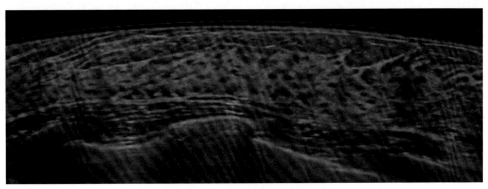

图 3-1-1　正常乳腺均匀腺体型

2. 均匀脂肪型

该型腺体在横切面上高回声腺体层占比小于低回声脂肪层，腺体内见明显的脂肪结构伸入（图 3-1-2）。

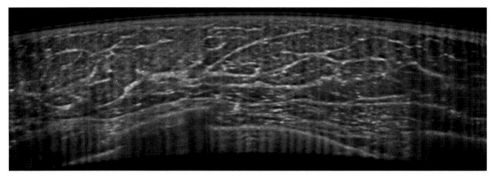

图 3-1-2　正常乳腺均匀脂肪型

3. 不均匀腺体型

该型腺体在横切面上高回声腺体层占比与低回声脂肪层相似，腺体内可见脂肪结构伸入（图 3-1-3）。

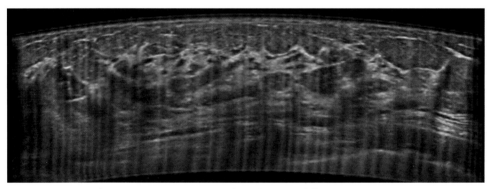

图 3-1-3　正常乳腺不均匀腺体型

二、乳腺解剖

1. 乳头：呈均匀的低回声，边界清楚，形态规则。

2. 皮肤：连续平滑带状高回声，厚度不超过 2 mm。

3. 皮下组织：结构清晰，脂肪组织呈低回声，Cooper's 韧带呈条索样高回声，牵拉乳腺小叶穿过脂肪层与皮肤浅层筋膜相连，后方伴声影。

4. 腺体：均匀腺体型、不均匀腺体型、均匀脂肪型。

5. 乳房后间隙显示清晰。

正常乳腺解剖层次见图 3-1-4。

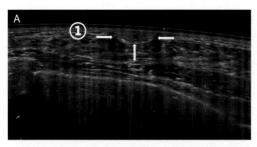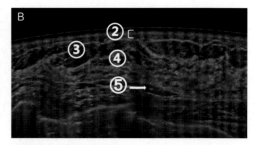

①乳头；②皮肤；③皮下组织；④腺体；⑤乳房后间隙。

图 3-1-4　正常乳腺解剖层次显示

三、哺乳期乳腺

腺体增厚，回声增高，内见增宽乳管（图 3-1-5）。

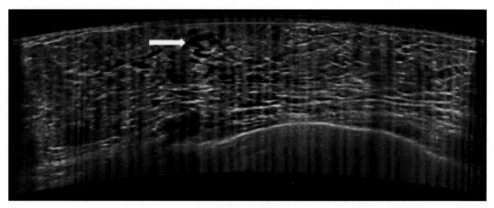

白色箭头：增宽乳管。

图 3-1-5　哺乳期乳腺

四、假体及自体脂肪填充

1. 假体

假体内常见填充物为硅胶（图 3-1-6），表现为位于腺体后方偏平囊状回声，部分内可见絮状高回声或强回声，注意假体边缘是否完整。

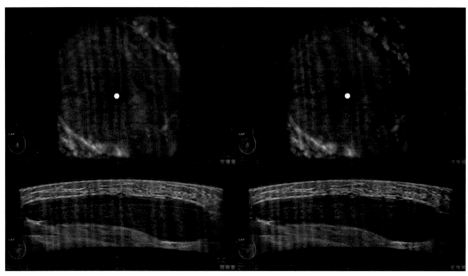

图 3-1-6　硅胶假体填充在乳房后间隙

2. 自体脂肪填充

填充的自体脂肪常见表现为皮下脂肪层或腺体层内多发无回声、极低回声（图 3-1-7A），或混合回声结节（图 3-1-7B），但部分伴脂肪坏死后，内透声不佳，较久者可伴钙化。

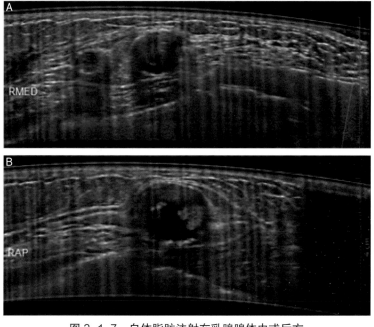

图 3-1-7　自体脂肪注射在乳腺腺体内或后方

第四章 自动乳腺容积超声
基本病变表现

第一节 一般表现（横切面声像图）

在乳腺超声图像上，病灶根据其空间占位效应显著与否，可以分为肿块型病变和非肿块型病变。

肿块具有三维的空间占位效应，在常规灰阶超声两个不同的切面可见看到占位效应。在自动乳腺容积超声系统（ABUS）中，3个切面均可见占位效应。对于肿块型病变，需要从形状、方位、边缘、回声类型、后方特征等多个方面进行观察并记录（图4-1-1）。

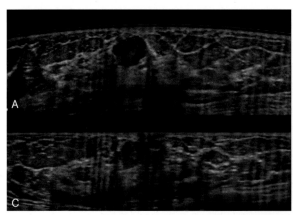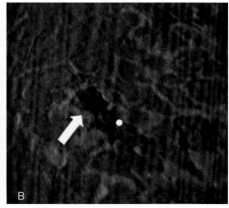

A.横切面；B.冠状面，白色箭头所指处为肿块位置，白色圆点为乳头位置；
C.矢状面；肿物在3个切面上均有明显的占位效应。

图 4-1-1 肿块型病变

非肿块型病变通常为片状低回声区，在3个不同切面上无占位效应，无法清晰定义边界。描述非肿块型病变时，仍建议从形状、方位、边缘、回声类型、后方特征、有无钙化及周围结构等方面进行描述。非肿块型病变多数为片状，沿着导管或者腺体结构走行，所以一般是平行方位（4-1-2）。

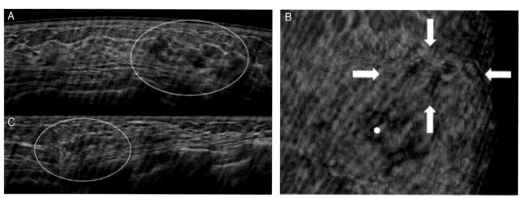

A.横切面，圆圈内为病灶；B 冠状面，白色箭头所指处为病灶，白色圆点为乳头位置；

C.矢状面，圆圈内为病灶；病变无明显占位效应，边界不清晰。

图 4-1-2　非肿块型病变

一、肿块

（一）形状

1. 椭圆形

肿物是椭圆形或者是浅分叶（可以有 2 或 3 个大的起伏）。

【病例 1】患者，69 岁女性，右侧乳腺探及一个实性肿物，横切面声像图显示病灶呈椭圆形，边缘完整，后方回声增强（图 4-1-3）。BI-RADS 分类 3；病理结果：良性叶状肿瘤。

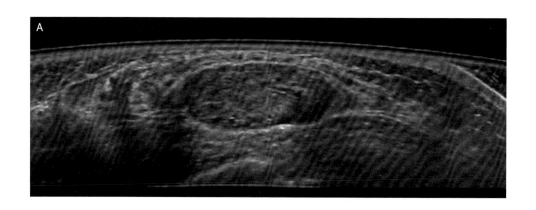

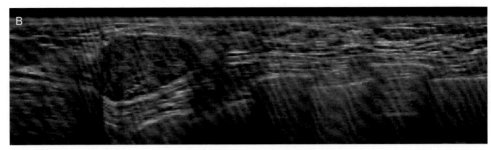

A. 肿块长径声像图；B. 肿块短径声像图。

图 4-1-3　椭圆形（1）

【病例2】患者，49岁女性，右侧乳腺10点钟方向探及一个肿块型病变，椭圆形（浅分叶改变），边缘完整（图4-1-4）。BI-RADS分类3；病理结果：纤维腺瘤。

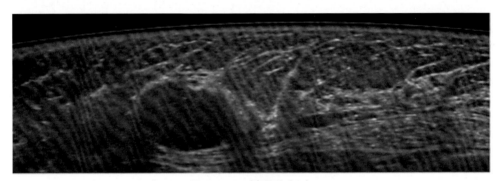

图 4-1-4　椭圆形（2）

【病例3】患者，54岁女性，左侧乳腺探及一个实性低回声肿物，呈椭圆形，边缘不完整，后方回声增强（图4-1-5）。BI-RADS分类4A；病理结果：浸润性导管癌Ⅲ级＋微乳头状癌。

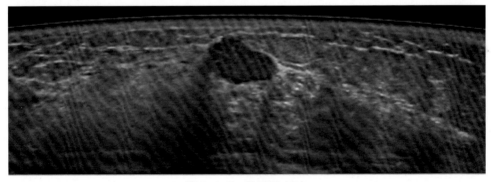

图 4-1-5　椭圆形（3）

2. 圆形

肿物外形类似于球体、环形、球状等，其前后径等于横径。

【病例】患者，42 岁女性，左侧乳腺探及一个实性低回声肿物，纵横比等于 1，呈圆形，边缘不完整，后方回声增强（图 4-1-6）。BI-RADS 分类 4B；病理结果：浸润性导管癌。

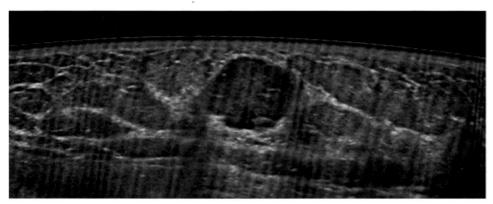

图 4-1-6　圆形

3. 不规则形

肿物既不是圆形也不是椭圆形。

【病例 1】患者，37 岁女性，右侧乳腺探及低回声肿物，病灶为不规则形，平行生长，边缘不完整，可见模糊、成角、毛刺改变，周围结构扭曲（图 4-1-7）。BI-RADS 分类 5；病理结果：浸润性导管癌Ⅱ级 + 导管内癌。

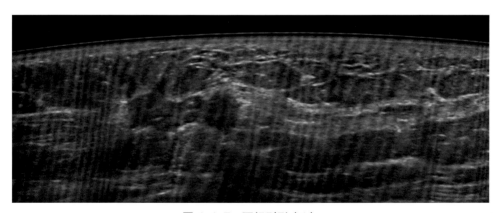

图 4-1-7　不规则形（1）

【**病例 2**】患者，45 岁女性，左侧乳腺探及低回声肿物，形状不规则，平行生长，边缘不完整（图 4-1-8）。BI-RADS 分类 5；病理结果：浸润性导管癌Ⅲ级。

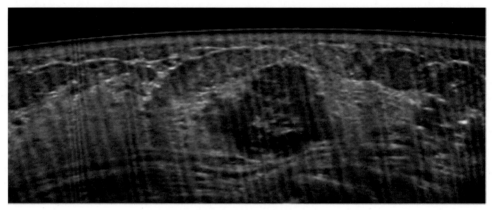

图 4-1-8　不规则形（2）

（二）方位

1. 平行

肿物"长度大于高度"或位于"水平位置"，即肿物的长径平行于皮肤。肿物如果只是有轻度的倾斜，也认为是平行方位。定义一个肿物的方位时，要以肿物的最长径为准。有时候肿物的最长径平行于皮肤，但是短径切面显示为非平行方位，此时，以最长径切面为准。

【**病例 1**】患者，39 岁女性，右侧乳腺探及一个实性肿物，最大径约 28 mm，肿块长径平行于皮肤，边缘完整（图 4-1-9）。BI-RADS 分类 3；病理结果：纤维腺瘤。

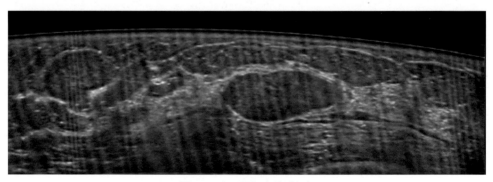

图 4-1-9　平行方位（1）

【病例2】患者，36岁女性，左侧乳腺探及一个实性肿块，倾斜，但其长径更倾向于平行皮肤，仍属于平行方位，呈椭圆形，边缘完整（图4-1-10）。BI-RADS分类3；病理结果：纤维腺瘤。

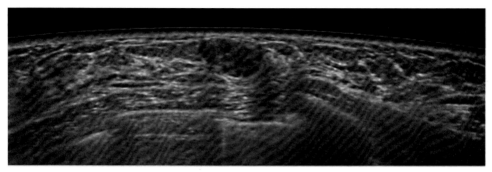

图4-1-10　平行方位（2）

【病例3】患者，40岁女性，左侧乳腺9点钟方向探及一个低回声肿物，平行方位，边缘不整，可见成角改变，形态不规则（图4-1-11）。BI-RADS分类4C；病理结果：浸润性导管癌Ⅱ级。平行生长并不是良性肿物所特有，乳腺癌也可以平行生长。

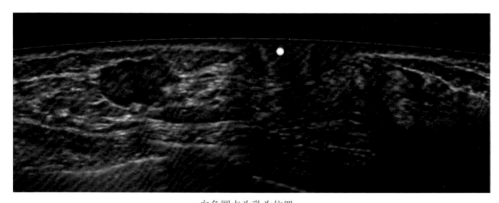

白色圆点为乳头位置。

图4-1-11　平行方位（3）

【病例4】患者，42岁女性，左乳7点钟方向探及一低回声肿物。肿物长径（图4-1-12A）平行于皮肤，短径（图4-1-12B）垂直于皮肤，此时按照最长径来定义方位原则，该肿物为平行方位。BI-RADS分类5；病理结果：浸润性导管癌Ⅱ级。

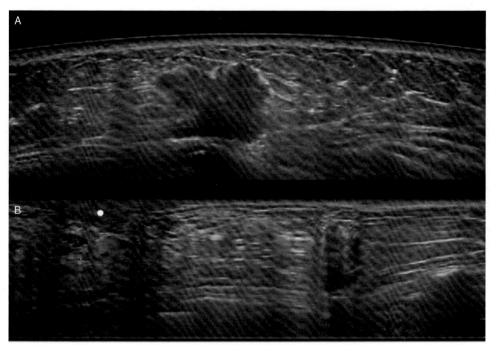

A.肿物长径；B.肿物短径；白色圆点：乳头位置。

图 4-1-12　平行方位（4）

2.非平行生长

　　肿物的长径不平行于皮肤层，前后径（垂直径）大于横径（水平径）。圆形肿物也属于非平行方位。

　　【病例1】患者，35岁女性，右侧乳腺探及一个低回声肿物，最大径约 14 mm，肿物长径垂直于皮肤，呈非平行生长，形态不规则，边缘见细分叶改变（图 4-1-13）。BI-RADS 分类 5；病理结果：浸润性导管癌Ⅲ级。

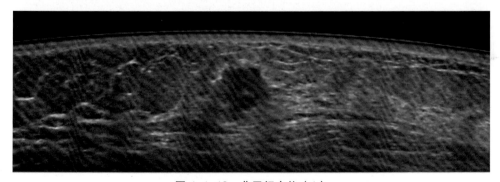

图 4-1-13　非平行方位（1）

【病例 2】患者，40 岁女性，右侧乳腺探及一实性肿块，最大径约 24 mm，肿物纵横比大于 1，为非平行生长，形态不规则，边缘不整（图 4-1-14）。BI-RADS 分类 5；病理结果：浸润性导管癌Ⅲ级。

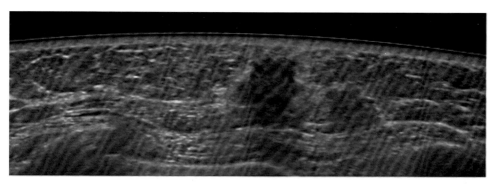

图 4-1-14　非平行方位（2）

【病例 3】患者，43 岁女性，右侧乳腺探及一个低回声肿物，最大径约 10 mm，病灶长径垂直于皮肤，呈非平行生长，边缘不完整（图 4-1-15）。BI-RADS 分类 4C；病理结果：浸润性导管癌Ⅲ级。

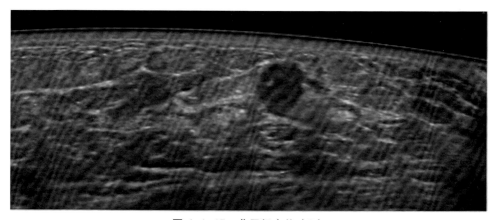

图 4-1-15　非平行方位（3）

（三）边缘

边缘为病灶所勾画出的边界线。在鉴别肿物良恶性上，边缘的判读尤为重要。

1. 边缘完整

肿物边缘清晰、锐利，肿物容易辨认，与周围组织有锐利的分界，即为肿物边缘完整。

【病例1】患者，35岁女性，左乳探及一个实性肿物，椭圆形，边缘完整，与周围组织分界清晰（图4-1-16）。BI-RADS分类3；病理结果：纤维腺瘤。

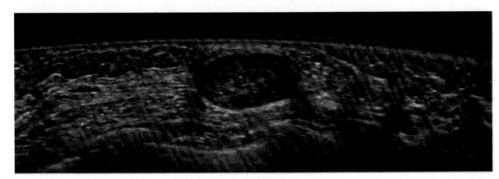

图4-1-16 边缘完整（1）

【病例2】患者，32岁女性，左乳探及一肿块，椭圆形，边缘完整，内部呈囊实混合回声，后方回声增强（图4-1-17）。BI-RADS分类4A；病理结果：纤维腺瘤。

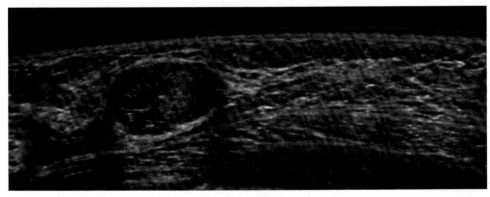

图4-1-17 边缘完整（2）

2. 边缘不完整

如果肿物有任何部分出现以下一种或几种特征，均认为该肿物边缘不完整：边缘模糊、成角、细分叶、毛刺。

（1）边缘模糊：肿物整个或者一部分边缘与周围组织没有明确的分界。"边缘模糊"包括声晕。

【病例1】患者，56岁女性，左乳2点钟方向探及一低回声肿物。肿物与周围组织分界不清，边缘大部分呈模糊改变，有高回声晕，局部可见成角、细分叶改变（图4-1-18）。BI-RADS分类5；病理结果：浸润性导管癌Ⅲ级。

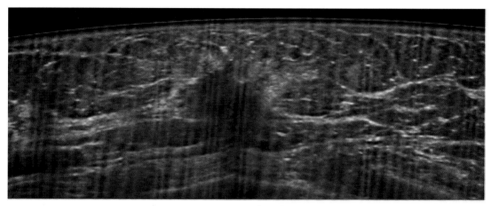

图4-1-18 边缘模糊（1）

【病例2】患者，59岁女性，右乳9点钟方向探及一低回声肿物。肿物边缘模糊，有高回声晕，与周围分界不清，另可见成角、毛刺改变（图4-1-19）。BI-RADS分类5；病理结果：浸润性小叶癌。

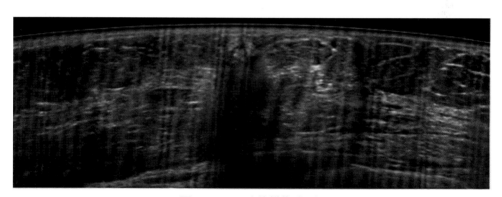

图4-1-19 边缘模糊（2）

【病例3】患者，51岁女性，左乳探及一个肿块型病变，最大径约14 mm，呈椭圆形，平行生长，边缘模糊，内部呈囊实混合回声，后方回声增强（图4-1-20）。BI-RADS分类4A；病理结果：炎症。

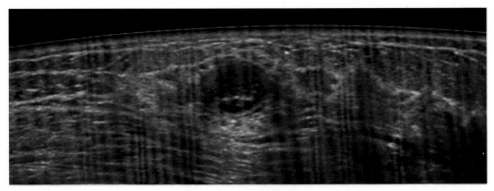

图 4-1-20　边缘模糊（3）

（2）成角：肿物部分或者全部边缘呈锐利的角，通常为锐角，最重要的特征还是肿物的边缘不完整。

【病例1】患者，47岁女性，左侧乳腺探及一个不规则形低回声肿物，边缘不完整，可见成角、细分叶、毛刺改变（图 4-1-21）。BI-RADS 分类 5；病理结果：浸润性导管癌Ⅱ级。

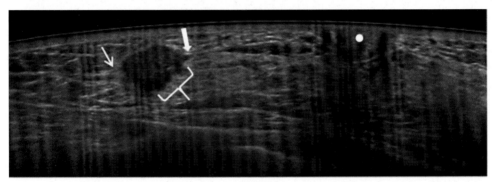

白色粗箭头：成角；括号：细分叶；白色细箭头：毛刺；白色圆点：乳头位置。

图 4-1-21　成角（1）

【病例2】患者，66岁女性，右侧乳腺探及一个不规则低回声肿物，非平行生长，边缘不完整，可见成角改变（图 4-1-22）。BI-RADS 分类 5；病理结果：浸润性导管癌Ⅱ级 + 导管内癌。

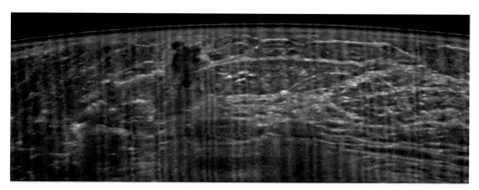

图 4-1-22 成角（2）

（3）细分叶：指肿物边缘有锯齿样起伏。

【病例1】患者，36 岁女性，右侧乳腺探及一个不规则低回声肿物，边缘不完整，可见细分叶改变（图 4-1-23 括号区域内）。BI-RADS 分类 4C；病理结果：浸润性导管癌。

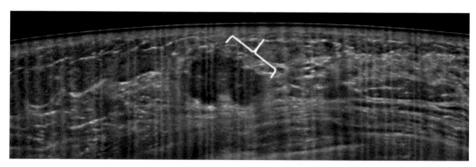

图 4-1-23 细分叶（1）

【病例2】患者，37 岁女性，右乳探及低回声肿物，边缘不完整，可见锯齿样起伏，呈细分叶改变（图 4-1-24）。BI-RADS 分类 5；病理结果：浸润性导管癌Ⅲ级 + 浸润性微乳头状癌。

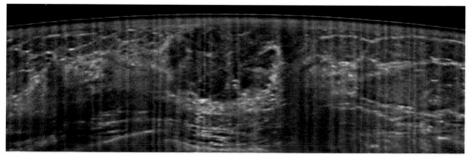

图 4-1-24 细分叶（2）

（4）毛刺：肿物边缘处可见低回声细线样改变，通常为恶性特征。

【**病例1**】患者，69岁女性，左侧乳腺探及一个不规则低回声肿物，边缘可见模糊、毛刺改变（图4-1-25）。BI-RADS分类4A；病理结果：浸润性小叶癌。

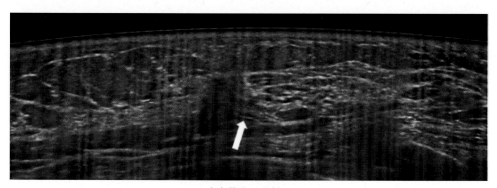

白色箭头：毛刺。

图4-1-25　毛刺（1）

【**病例2**】患者，54岁女性，左侧乳腺探及一个不规则肿物，边缘不完整，可见模糊、成角、细分叶、毛刺改变（图4-1-26）。BI-RADS分类5；病理结果：浸润性导管癌Ⅱ级。

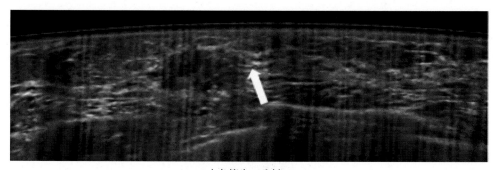

白色箭头：毛刺。

图4-1-26　毛刺（2）

（四）回声模式

乳腺内肿物的回声以乳腺皮下脂肪组织作为参照，高于脂肪组织回声为高回声，低于脂肪组织回声为低回声，与脂肪组织回声接近，为等回声。

1. 无回声

肿物或者病灶内部呈无回声改变，即为无回声。

【病例】患者，48岁女性，右乳探及多个单纯性囊肿。囊肿呈椭圆形，边缘完整，内呈无回声，后方回声增强（图4-1-27）。BI-RADS分类2。

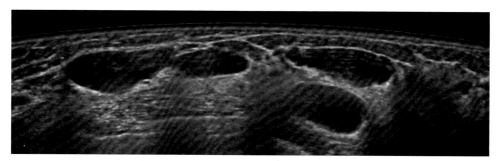

图4-1-27　无回声

2. 高回声

回声强度高于脂肪组织，或者回声强度等于乳腺腺体的回声，即为高回声。

【病例】患者，45岁女性，在右侧乳腺探及一肿物，形状不规则，内部呈高回声，周围呈中等回声，后方回声衰减（图4-1-28）。BI-RADS分类4A；病理结果：黏液癌+浸润性导管癌。

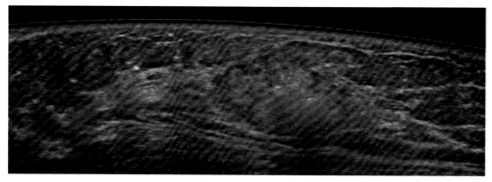

图4-1-28　高回声

3. 等回声

病灶回声强度与皮下脂肪层相同的回声即为等回声，临床检查时容易漏诊。

【病例】患者，59岁女性，左乳头深面探及一等回声病灶，形态不规则，边缘模糊。该病灶与周围脂肪组织难以分辨界限（图4-1-29）。BI-RADS分类4B；病理结果：浸润性小叶癌。

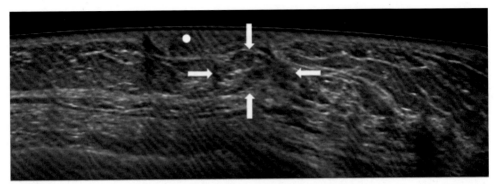

白色箭头：等回声病灶；白色圆点：乳头位置。

图 4-1-29　等回声

4. 低回声

回声强度低于皮下脂肪组织回声，即为低回声。

【病例1】患者，51 岁女性，右乳乳晕深面探及一不规则形肿块，其内回声低于皮下脂肪组织，呈低回声，边缘不完整（图 4-1-30）。BI-RADS 分类 4C；病理结果：浸润性导管癌Ⅲ级。

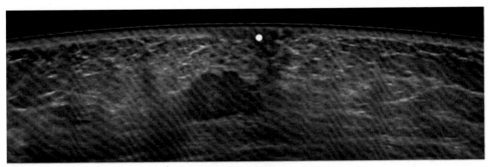

白色圆点：乳头位置。

图 4-1-30　低回声（1）

【病例2】患者，46 岁女性，左侧乳腺探及一个不规则形肿物，内部回声低于周围脂肪组织，呈低回声（图 4-1-31）。BI-RADS 分类 4C；病理结果：浸润性导管癌Ⅲ级。

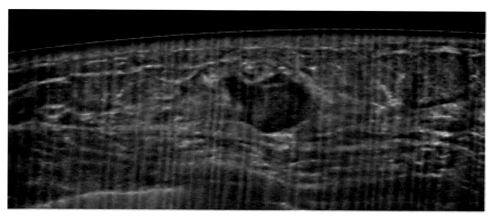

图 4-1-31 低回声 (2)

5. 复合囊实性回声

肿块同时包括无回声（囊性或液性）和有回声（实性）成分，即为复合囊实性回声。

【病例 1】患者，39 岁女性，右乳 2 点钟方向探及一复合囊实性肿块。肿块不规则形，边缘不完整，内部可见一小灶状的无回声（图 4-1-32）。BI-RADS 分类 4B；病理结果：导管内癌。

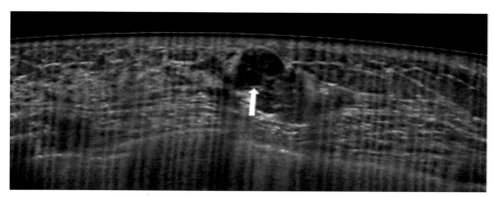

白色箭头：小灶状的无回声。

图 4-1-32 复合囊实性回声 (1)

【病例 2】患者，57 岁女性，右侧乳腺探及一个复合囊实性肿块，肿块内见大片无回声暗区，内部及周围可见实性成分（图 4-1-33）。BI-RADS 分类 4C；病理结果：浸润性导管癌Ⅲ级。

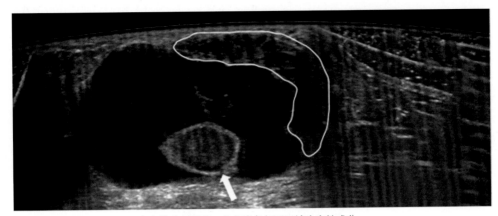

白色箭头所指处、白色线条勾画区域为实性成分。

图 4-1-33　复合囊实性回声（2）

6. 不均匀回声

实性肿块中的不均匀回声并不少见，在纤维腺瘤及癌中均可观察到，对良恶性鉴别价值有限。

【病例 1】患者，36 岁女性，右侧乳腺探及的一个不规则形肿块，内部呈高低不均匀回声，可见强回声点，边缘不完整（图 4-1-34）。BI-RADS 分类 4C；病理结果：浸润性导管癌Ⅱ级。

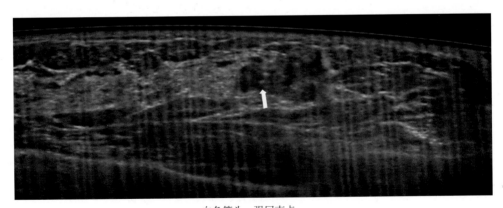

白色箭头：强回声点。

图 4-1-34　不均匀回声（1）

【病例 2】患者，53 岁女性，右侧乳腺探及一个不规则肿块，边缘不完整，内部回声不均匀，后方回声增强（图 4-1-35）。BI-RADS 分类 4C；病理结果：浸润性导管癌Ⅲ级。

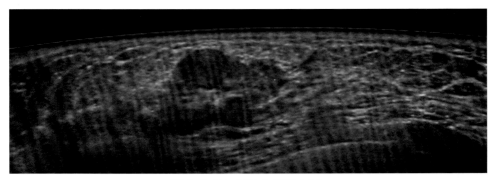

图 4-1-35 不均匀回声（2）

（五）后方特征

后方特征代表肿块对声波传播的衰减特征，包括无改变、衰减、增强。其中衰减和增强是最主要的肿块附属特征。

1. 没有变化（无衰减或增强）

肿块后方回声与相同深度的邻近组织没有差别。

【病例1】患者，53岁女性，右侧乳腺探及一个不规则形低回声肿块，肿块后方回声与同深度邻近组织类似，没有变化（图4-1-36）。BI-RADS 分类5；病理结果：浸润性导管癌Ⅱ级 + 导管内癌。

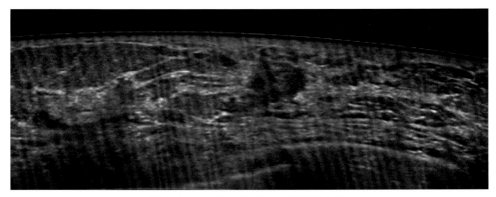

图 4-1-36 后方特征——无改变（1）

【病例2】患者，42岁女性，右侧乳腺探及一个不规则形肿块，边缘不完整，内部呈低回声，后方回声没有变化（图4-1-37）。BI-RADS 分类4C；病理结果：浸润性导管癌Ⅲ级。

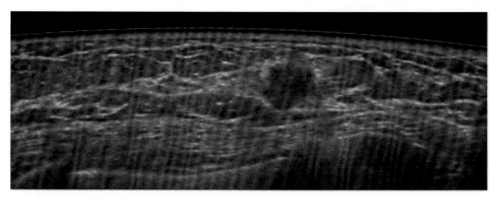

图 4-1-37 后方特征——无改变（2）

2．增强

后方回声增强是指肿块后方回声高于相同深度的邻近组织。多见于含囊性成分的病灶、黏液癌及部分纤维腺瘤等。

【病例1】患者，51岁女性，右侧乳腺探及一个肿块型病变，呈椭圆形，边缘不完整，内呈低回声，后方回声增强（图 4-1-38）。BI-RADS 分类：4B，病理结果：浸润性导管癌Ⅲ级。

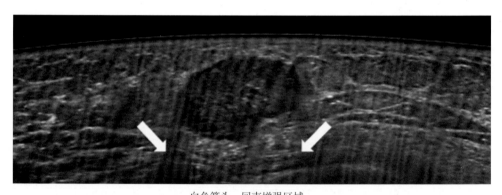

白色箭头：回声增强区域。

图 4-1-38 后方特征——增强（1）

【病例2】患者，41岁女性，左乳探及一个肿块，呈椭圆形，边缘完整，内回声不均匀，后方回声增强（图 4-1-39）。BI-RADS 分类 4A；病理结果：炎症。

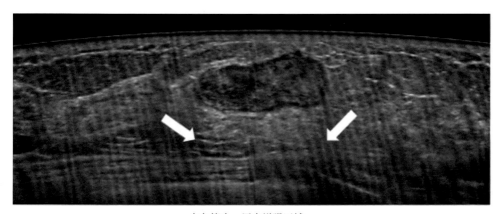

白色箭头：回声增强区域。

图 4-1-39 后方特征——增强（2）

3. 声影

声影指声波传输过程中的衰减，在超声上表现为肿块后方的区域较同深度的邻近组织回声减低。钙化、乳腺癌、手术后的疤痕，纤维囊性乳腺病均可以出现后方声影。

【病例1】患者，54 岁女性，右侧乳腺 2 点钟方向探及肿物，不规则形，非平行生长，病灶沿韧带浸润，Cooper's 韧带夹角增大，后方回声衰减（图 4-1-40）。BI-RADS 分类 4C；病理结果：浸润性导管癌 II 级。

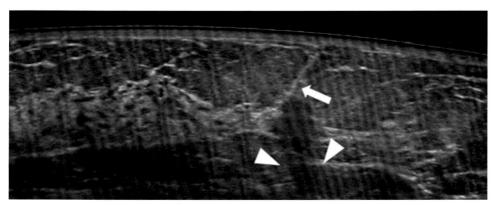

白色箭头：Cooper's 韧带夹角增大；白色三角：回声衰减区域。

图 4-1-40 后方特征——声影（1）

【病例2】患者，56 岁女性，左侧乳腺探及一个不规则形肿块，后方回声衰减（图 4-1-41）。BI-RADS 分类 5；病理结果：浸润性导管癌 III 级。

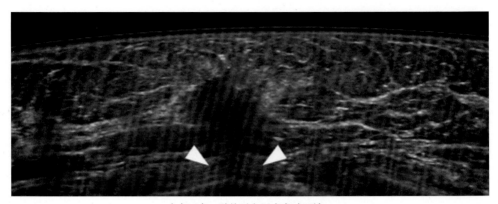

白色三角：肿块后方回声衰减区域。

图 4-1-41　后方特征——声影（2）

4. 复合征象

某些病变后方回声不止一种征象，既有衰减又有增强。

【病例1】患者，51 岁女性，在右侧乳腺探及一个不规则肿物，病灶内部可见多个强回声点，簇状分布，后方回声同时可见增强、衰减，呈复合征象（图 4-1-42）。BI-RADS 分类 5；病理结果：浸润性导管癌Ⅱ级。

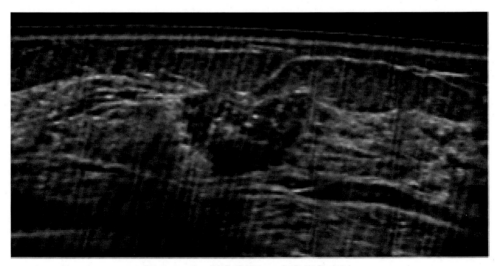

图 4-1-42　后方特征——复合征象（1）

【病例2】患者，42 岁女性，右侧乳腺探及一个肿块，呈不规则形，内部回声不均匀，后方回声同时可见局部增强和衰减，呈复合征象（图 4-1-43）。BI-RADS 分类4C；病理结果：导管内癌。

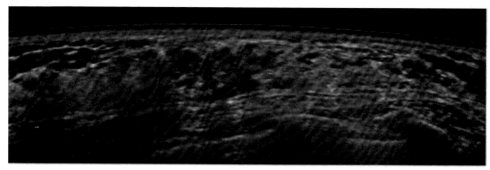

图 4-1-43　后方特征——复合征象（2）

二、非肿块型病变

通常为片状低回声区，在三个不同断面上无占位效应，无法清晰定义边界。描述非肿块病变时，建议从形状、方位、边缘、回声类型、后方特征、有无钙化及周围结构等方面进行描述。非肿块病变多数沿着导管走行，所以一般是平行方位。

【**病例 1**】患者，45 岁女性，右侧乳腺探及非肿块型病变，病灶不规则形，平行生长，呈片状分布，相互连续，边缘模糊，内部回声不均匀，后方回声衰减（图 4-1-44）。BI-RADS 分类 4C；病理结果：浸润性小叶癌。

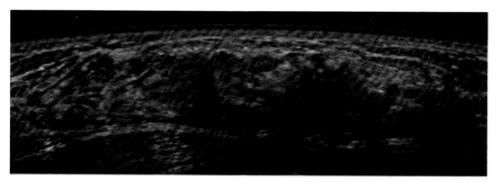

图 4-1-44　非肿块型病变

【**病例 2**】患者，57 岁女性，左侧乳腺 2 点钟方向探及一个非肿块型病变，不规则形，平行生长，呈片状，边缘不完整，内部回声不均匀，可见强回声点（图 4-1-45），后方回声无明显改变。BI-RADS 分类 4B；病理结果：导管内癌。

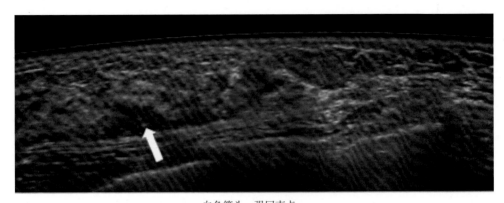

白色箭头：强回声点。

图 4-1-45　非肿块型病变

三、钙化

相对于乳腺 X 线，部分钙化在超声中较难辨认，可表现为强回声点。簇状的微钙化和粗大的钙化常导致声速衰减和声影。钙化可分为肿块内钙化、肿块外钙化及导管内钙化。

（一）肿块内的钙化

【病例】患者，51 岁女性，右侧乳腺探及一个肿块型病变，不规则形，内部可见簇状强回声点（图 4-1-46）。BI-RADS 分类 5；病理结果：浸润性导管癌Ⅲ级 + 导管内癌。

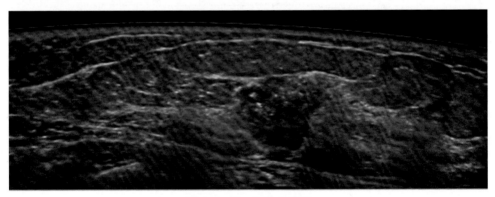

图 4-1-46　肿块内钙化

（二）导管内的钙化

【病例 1】患者，34 岁女性，右侧乳腺探及一个非肿块型病变，病灶沿着导管蔓延，内部可见多发强回声点（图 4-1-47）。BI-RADS 分类 5；病理结果：导管内癌。

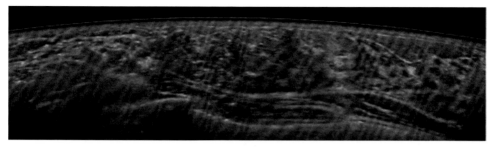

图 4-1-47　导管内钙化（1）

【病例2】患者，65岁女性，左侧乳腺探及一个非肿块型病变，边缘模糊，内部回声不均匀，可见导管内钙化，病灶后方回声衰减（图 4-1-48）。BI-RADS 分类 4C；病理结果：导管内癌。

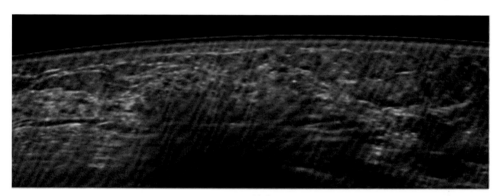

图 4-1-48　导管内钙化（2）

四、相关特征

相关特征指肿块对周围组织的影响，包括：①结构扭曲，表现为肿块周围组织的受压、浸润病灶破坏组织层次、牵拉或增厚 Cooper's 韧带、导管回声异常及高回声晕；②乳腺水肿和皮肤增厚等。彩色和能量多普勒的异常及组织硬度的特征也归为相关特征，但是 ABUS 乳腺超声中不涉及彩色多普勒超声及组织硬度，故略。

（一）结构扭曲

【病例1】患者，66岁女性，左侧乳腺探及一个不规则形肿块，边缘不完整，可见模糊、成角、细分叶改变，周围结构扭曲，表现为对周围组织的牵拉（图 4-1-49）。BI-RADS 分类 5；病理结果：浸润性导管癌Ⅱ级。

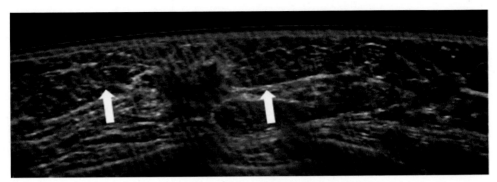

白色箭头：病灶周围结构扭曲，表现为对周围组织的牵拉。

图 4-1-49　结构扭曲（1）

【病例2】患者，64岁女性，右侧乳腺探及一个不规则低回声肿块，边缘模糊，内可见一个强回声点，周围结构扭曲，表现在肿物对周围组织的牵拉，Cooper's 韧带僵直（图 4-1-50）。BI-RADS 分类5；病理结果：浸润性导管癌Ⅱ级。

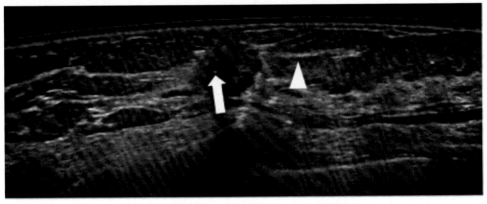

白色箭头：强回声点；白色三角：Cooper's 韧带僵直。

图 4-1-50　结构扭曲（2）

（二）导管改变

正常乳腺导管光滑、规则，以乳头为中心至远端腺体实质内，导管管径逐渐变细。异常导管的改变主要表现为囊性扩张、导管管径异常和（或）树枝状分支不规则，异常导管起自或者延伸至恶性肿块处，以及导管内存在肿瘤、血栓或者碎屑或分泌物。

【病例】患者，43岁女性，右乳10点钟方向可见一个非肿块型病变，表现为导管扩张，呈低回声改变，局灶型分布，后方回声无明显改变（图 4-1-51）。BI-RADS 分类4A；病理结果：导管内乳头状瘤。

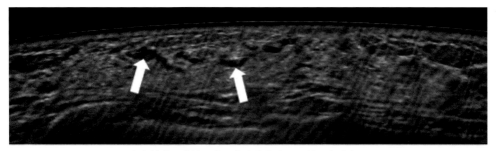

白色箭头：病灶，表现为导管扩张，呈低回声改变。

图 4-1-51 导管改变

（三）皮肤改变

皮肤改变主要包括皮肤的增厚、回缩、水肿。皮肤增厚表现为皮肤层厚度大于 2 mm，可以是局限的或是弥漫性的。需要注意的是，乳晕区域及乳房下皱襞，正常皮肤的厚度可达 4 mm。回缩表现为皮肤表面凹陷或者不平整并且出现回缩。水肿表现为周围组织回声增强和网状改变（网状的低回声线表示扩张的淋巴管或者组织液）。炎性乳癌、乳腺炎、乳腺放疗后可伴随显著的皮肤增厚、水肿。

【病例】患者，46 岁女性，右侧乳腺 11 点钟方向探及一个肿块型病变。横切面（图 4-1-52A）病灶呈不规则形，平行生长，边缘不完整，可见细分叶改变，内部呈低回声，病灶后方回声增强，乳腺浅筋膜浅层中断，病灶继续向浅面浸润，累及皮肤层。冠状面（图 4-1-52B）显示，受累皮肤处呈低回声。病灶 BI-RADS 分类 5；病理结果：浸润性导管癌Ⅲ级 + 浸润性小叶癌。

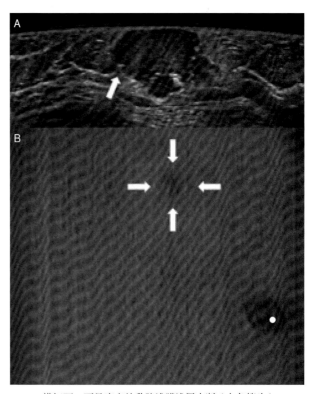

A. 横切面，可见病变处乳腺浅膜浅层中断（白色箭头）；

B. 冠状面，受累皮肤呈低回声（白色箭头）。

图 4-1-52 皮肤受侵

第二节　冠状面特有征象

冠状面（coronal plane），又称 C 平面，其独有特征目前尚未有统一的标准定义，结合现有的文献及临床工作经验中总结如下。

1. 汇聚征

在冠状面的部分或全部切面可见汇聚征，表现为以低回声病灶中心，周围纠集高低相间的细线，是结构扭曲的一种征象。汇聚征与乳腺癌浸润周围组织并牵拉周围结构向肿块汇聚有关，是浸润性乳腺癌的典型恶性特征，特异性达到 95% 以上。但极少数良性病灶也可以出现汇聚征象，如硬化性腺病，导管内乳头状瘤等。

【病例 1】患者，47 岁女性，乳腺超声冠状面图像可见右乳 11 点低回声病灶及周围伴随典型的汇聚征（图 4-2-1A）。同一病灶连续不同冠状面的汇聚征表现（图 4-2-1B）。病理结果：浸润性导管癌 Ⅱ 级。

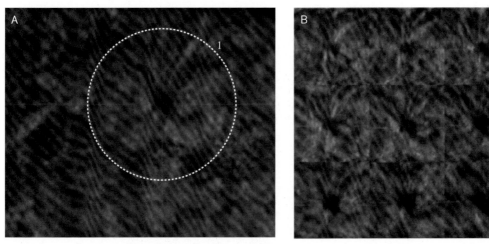

A. 冠状面，可见低回声病灶及周围伴随典型汇聚征（虚线圆圈内）；B. 同一病灶连续不同冠状面的汇聚征表现。

图 4-2-1　病灶冠状面

图 4-2-2A 是与图 4-2-1A 对应的石蜡病理切片，可见病灶癌细胞浸润周围组织，使其聚拢至病灶中心，周围脂肪腺体反应性增生、扭曲。图 4-2-2B 为病灶边缘病理切片，冠状面上表现为围绕病灶周围的一圈"放射状"高低回声相间的条带，病理上显示为病灶周围形成一圈毛刺状改变。

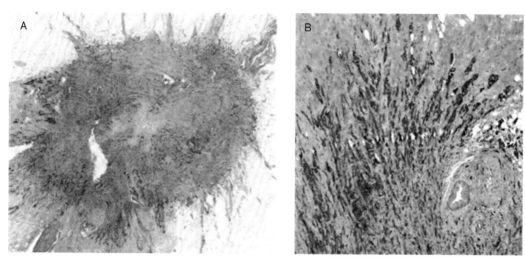

图 4-2-2　病灶冠状面和边缘病理切片（彩插 1）

【病例 2】患者，40 岁女性，乳腺超声冠状面图像可见右乳 7 点病灶周围可见典型汇聚征（图 4-2-3）。病理结果：浸润性导管癌 Ⅱ 级 + 导管内癌。

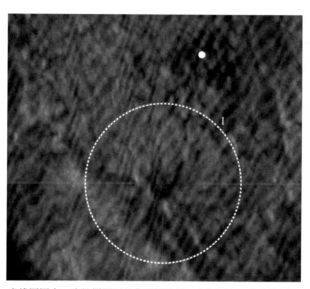

虚线圆圈内：病灶周围可见典型汇聚征；白色圆点：乳头位置。
图 4-2-3　病灶冠状面

病灶边缘病理切片显示肿块边缘肿瘤细胞浸润，周围脂肪及纤维腺体组织向中央扭曲、聚集（图 4-2-4）。

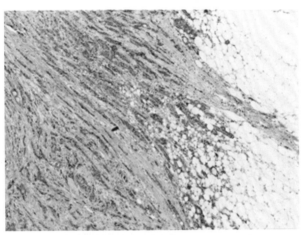

图 4-2-4　病灶边缘病理切片（彩插 2）

　　良性病例罕见汇聚征，主要病理类型是硬化性腺病。

　　【病例 3】患者，43 岁女性，乳腺超声冠状面图像在右乳 10 点方向可见病灶周围有汇聚征和跳跃征（图 4-2-5）。病理结果：硬化型腺病。

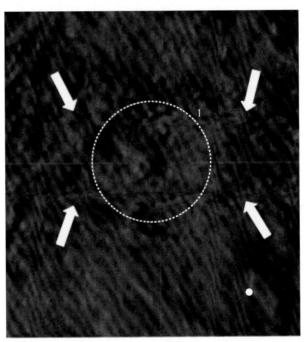

虚线圆圈：汇聚征；白色箭头：跳跃征；白色圆点：乳头位置。

图 4-2-5　病灶冠状面

图 4-2-6 为病灶横切面图像，可见病灶呈不规则形，纵向生长，边缘不完整，可见成角改变，内部呈低回声，未见明显钙化，后方回声衰减，周围结构扭曲。病灶旁边可见一个单纯性囊肿。

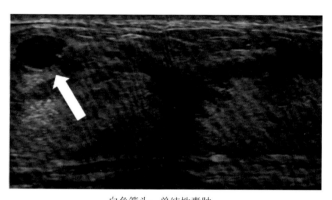

白色箭头：单纯性囊肿。

图 4-2-6 病灶横切面

图 4-2-7 为病灶冠状面的病理切片，显示周围脂肪、腺体组织向病灶扭曲、聚集，间质纤维增生显著，同时有小叶末梢导管上皮、腺泡上皮及肌上皮局限性、广泛化、瘤样增生，中心胶原纤维化，病灶周围可见一个单纯性囊肿。

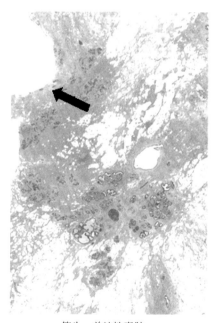

箭头：单纯性囊肿。

图 4-2-7 病灶冠状面病理切片（彩插 3）

【病例4】患者，31岁女性，乳腺冠状面图像可见左乳7点方向的病灶周围有汇聚征（图4-2-8）。病理结果：导管内乳头状瘤+硬化性腺病。

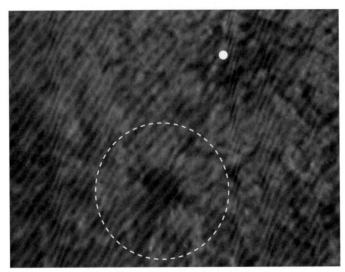

虚线圆圈内：汇聚征；白色圆点：乳头位置。

图4-2-8　病灶冠状面

图4-2-9为病灶横切面，显示病灶呈不规则形，平行生长，边缘不完整，可见成角、毛刺改变，内部呈低回声，未见明显钙化，后方回声无明显改变，周围结构扭曲。

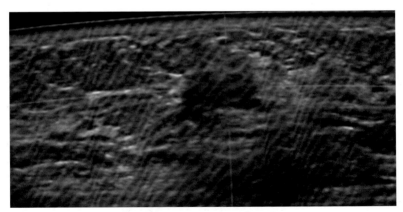

图4-2-9　病灶横切面

2.跳跃征

跳跃征指在冠状面上呈不连续的中断界面，探头滑过较大、表浅、较硬的病灶或致密腺体时形成的伪像。跳跃征本身对诊断良恶性病变没有直接相关意义，多由肿块的物理性质决定。有研究认为其可能与恶性非肿块型病变相关，若可见跳跃征，需警惕非肿块型病变的存在。

【病例1】患者，45岁女性，左乳冠状面图像可见左乳3点病灶旁有跳跃征，（图4-2-10），由于肿块较大且表浅，探头划过肿块形成的伪像。该病灶周围还可见低回声晕。

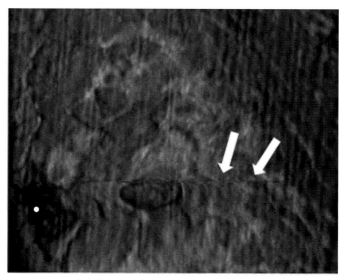

白色箭头：跳跃征；白色圆点：乳头位置。

图4-2-10　病灶冠状面

图4-2-11可见同一病灶连续不同冠状面的跳跃征表现。

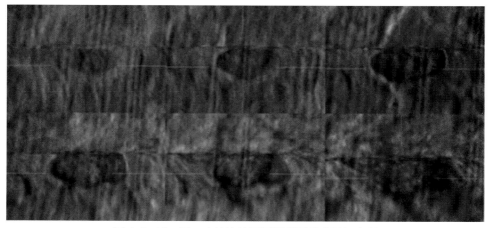

图4-2-11　同一病灶连续不同冠状面的跳跃征表现

图 4-2-12 为病灶横切面，可见病灶呈椭圆形，平行生长，边缘完整，内部呈低回声，未见明显钙化，后方回声增强，周围结构无扭曲。病理结果：纤维腺瘤。

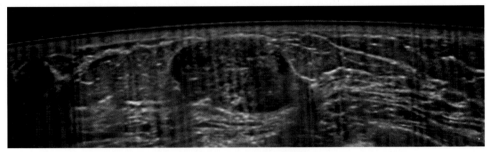

图 4-2-12　病灶横切面

【病例 2】患者，62 岁女性，乳腺冠状面图像可见右乳 12 点病灶旁有跳跃征（图 4-2-13）。

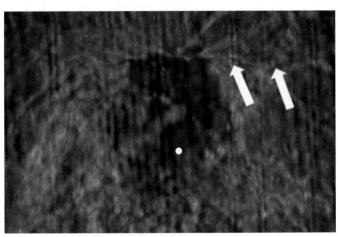

白色箭头：跳跃征；白色圆点：乳头位置。
图 4-2-13　病灶冠状面

图 4-2-14 为病灶横切面，显示病灶呈不规则形，平行生长，边缘不完整，可见细分叶改变，内部呈不均匀回声，未见明显钙化，后方回声呈混合型改变，周围结构未见扭曲。病理结果：伴大汗腺分化的浸润性癌。

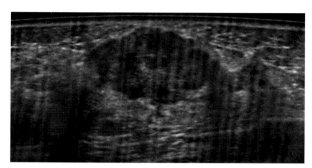

图 4-2-14　病灶横切面

【病例 3】患者，38 岁女性，乳腺冠状面图像可见左乳 2 点可见一个非肿块型病变，周围可见跳跃征（图 4-2-15）。

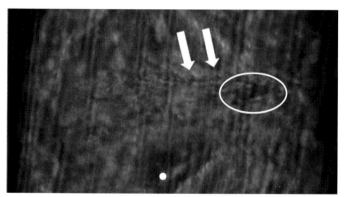

白色圆圈内：非肿块型病变；白色箭头：跳跃征；白色圆点：乳头位置。
图 4-2-15　病灶冠状面

图 4-2-16 为同一病灶不同冠状面的跳跃征表现。

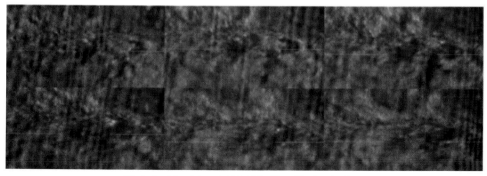

图 4-2-16　同一病灶不同冠状面的跳跃征表现

图 4-2-17 为病灶横切面，显示病灶呈非肿块型病变，其内部可见散在钙化点，后方回声无明显改变。病理结果：浸润性导管癌Ⅰ级＋多发导管内癌。

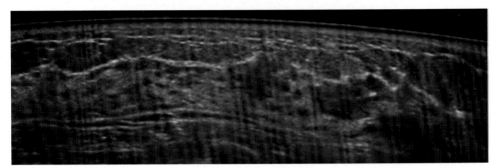

图 4-2-17　病灶横切面

3. 高回声晕

在冠状面的部分或全部切面可见环绕病灶边缘的一圈高回声的蛋壳状晕环，与肿块推压周围高回声组织有关。良性病变的晕环多连续完整，薄厚一致；恶性病灶的晕环薄厚不一或不连续，与肿块浸润周围组织，产生的高回声晕有关。

【病例1】患者，46岁女性，乳腺冠状面图像可见右乳 11 点病灶周围有连续高回声晕环绕（图 4-2-18）。

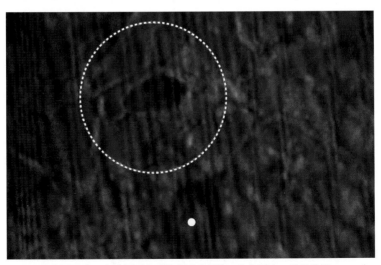

虚线圆圈内：病灶周围有连续高回声环绕；白色圆点：乳头位置。

图 4-2-18　病灶冠状面

图 4-2-19 为同一病灶连续不同冠状面的高回声晕表现。

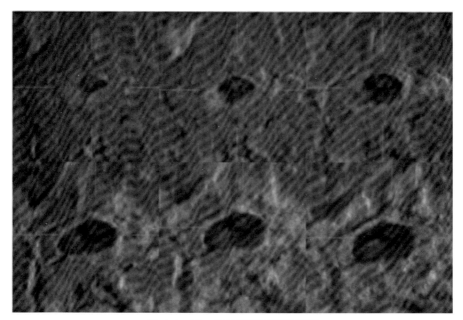

图 4-2-19　病灶连续不同冠状面

图 4-2-20 为病灶横切面，可见病灶呈椭圆形，平行生长，边缘完整，内部呈低回声，未见明显钙化，后方回声无明显改变。病灶周边环绕的高回声组织形成冠状面的高回声晕。病理结果：纤维腺瘤。

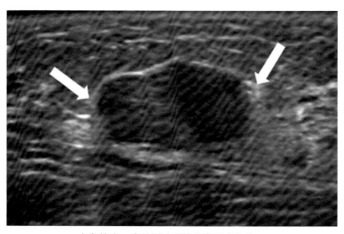

白色箭头：病灶周边环绕的高回声组织。

图 4-2-20　病灶横切面

【**病例2**】患者，49岁女性，乳腺冠状面图像可见左乳10点病灶周围可见连续高回声晕（图4-2-21）。

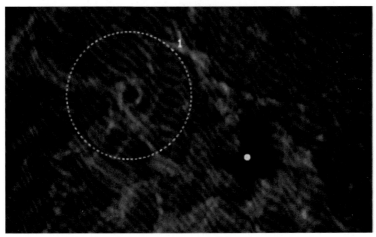

虚线圆圈内：高回声晕；白色圆点：乳头位置。

图4-2-21　病灶冠状面

图4-2-22为病灶横切面，可见病灶呈不规则形，非平行生长，边缘不完整，可见细分叶改变，内部呈低回声，未见明显钙化，后方回声无明显改变，周围结构无扭曲。肿块推压周围组织隆起（白色箭头所指处），形成冠状面的高回声晕。病理结果：纤维腺瘤＋腺病。

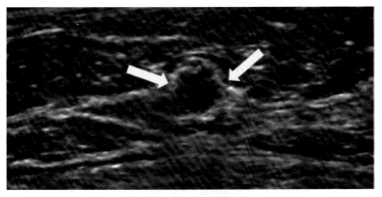

图4-2-22　病灶横切面

【**病例3**】患者，60岁女性，乳腺冠状面图像可见右乳11点病灶周围可见不连续高回声晕（图4-2-23），还可见汇聚征。

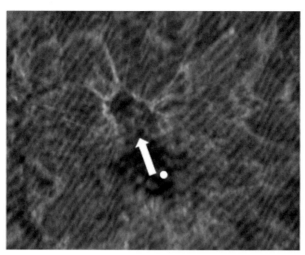

白色箭头所指中断处：不连续高回声晕；白色圆点：乳头位置。

图 4-2-23　病灶冠状面

图 4-2-24 为同一病灶连续不同冠状面的高回声晕表现。

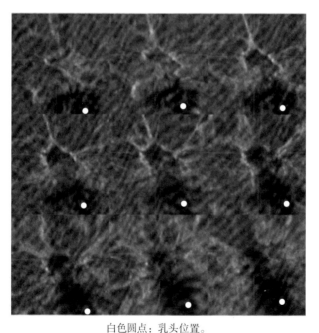

白色圆点：乳头位置。

图 4-2-24　病灶连续不同冠状面

图 4-2-25 为病灶横切面，可见病灶呈不规则形，非平行生长，边缘不完整、模糊、成角改变，内部呈低回声，未见明显钙化，后方回声无明显改变，周围结构

49

扭曲，浸润周围组织，形成冠状面高回声晕。病理结果：浸润性导管癌Ⅱ级＋导管内癌。

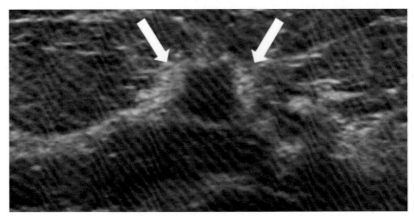

白色箭头：病灶周围结构扭曲，浸润周围组织。

图 4-2-25 病灶横切面

4. 低回声晕

低回声晕在冠状面的部分或全部切面可见，即环绕病灶边缘的一圈低回声的蛋壳状晕环。低回声晕与肿物的侧方声影有关，多见于边缘完整的良性病变，恶性病变较少见。

【病例 1】患者，34 岁女性，乳腺冠状面图像可见左乳头后方病灶周围有低回声晕（图 4-2-26）。

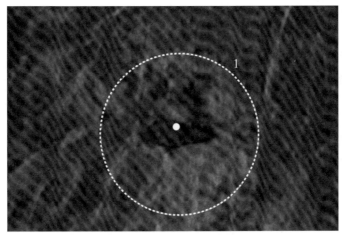

虚线圆圈内：病灶周围有低回声晕；白色圆点：乳头位置。

图 4-2-26 病灶冠状面

图 4-2-27 为同一病灶连续不同冠状面切面的低回声晕表现。

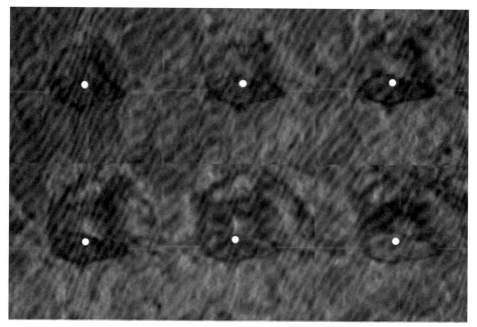

白色圆点：乳头位置。

图 4-2-27　病灶连续不同冠状面

图 4-2-28 为病灶横切面，显示病灶呈椭圆形，平行生长，边缘完整，内部呈低回声，未见明显钙化，后方回声增强，周围结构无扭曲。病灶周围可见侧方声影（图 4-2-28）为冠状面连续低回声晕的形成原因。病理结果：纤维腺瘤。

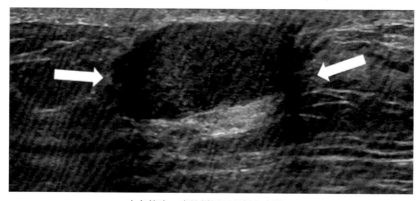

白色箭头：病灶周围可见侧方声影。

图 4-2-28　病灶横切面

【**病例2**】患者，46岁女性，乳腺冠状面图像可见右乳1点处病灶周围有不完整的低回声晕（图4-2-29）。

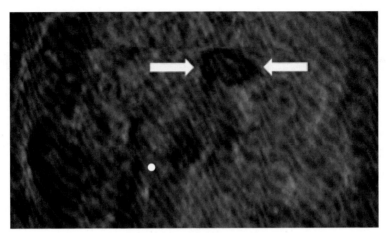

白色箭头：病灶周围不光整的低回声晕；白色圆点：乳头位置。

图4-2-29 病灶冠状面

图4-2-30为同一病灶不同冠状面的低回声晕表现。

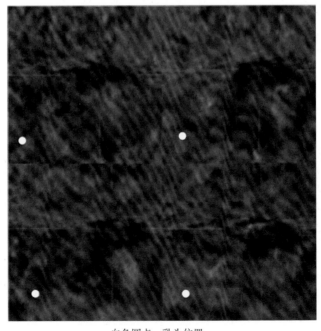

白色圆点：乳头位置。

图4-2-30 病灶不同冠状面

图 4-2-31 为病灶横切面，显示病灶呈不规则形，平行生长，边缘不完整，可见细分叶改变，内部呈低回声，未见明显钙化，后方回声无明显改变，周围结构无扭曲。病理结果：浸润性导管癌Ⅲ级。

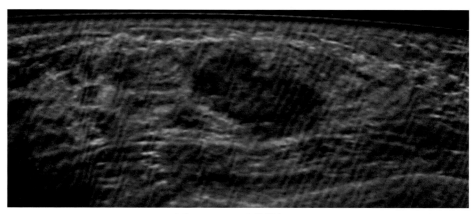

图 4-2-31　病灶横切面

5. 白墙征

白墙征指在冠状面上病灶后方切面出现的白色圆形或椭圆形的区域，为病灶后方回声增强所致，主要见于单纯性囊肿、复杂性囊肿、复合囊实性肿物，也可见于透声良好的实性肿物后方，如纤维腺瘤、黏液癌、髓样癌等。白墙征对良恶性病变没有鉴别意义。

【病例 1】患者，41 岁女性，乳腺冠状面图像可见右乳 10 点处有一个单纯性囊肿（图 4-2-32）。

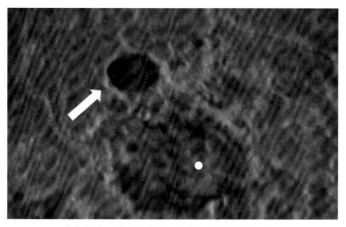

白色箭头：单纯性囊肿；白色圆点：乳头位置。

图 4-2-32　病灶冠状面

图 4-2-33 为病灶横切面，显示病灶呈椭圆形，平行生长，边缘完整，无回声，未见明显钙化，后方回声增强。

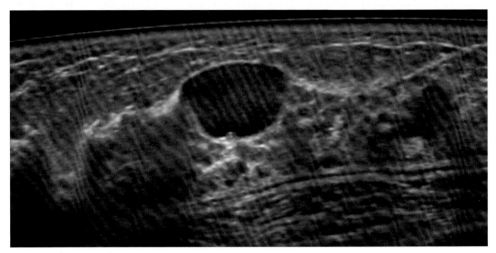

图 4-2-33　病灶横切面

囊肿后方可见白墙征（图 4-2-34）。

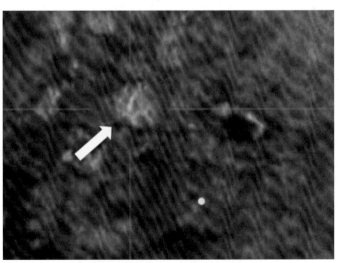

白色箭头：白墙征；白色圆点：乳头位置。
图 4-2-34　病灶冠状面

图 4-2-35 为同一病灶连续不同冠状面的白墙征表现。

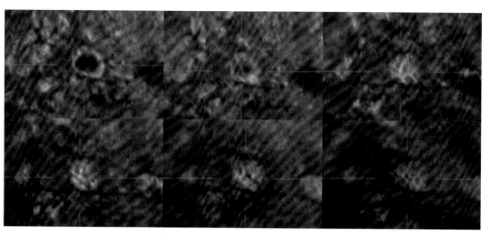

图 4-2-35 病灶连续不同冠状面

【病例 2】患者，34 岁女性，乳腺冠状面图像可见左乳乳头后方肿块后方有白墙征（图 4-2-36）。

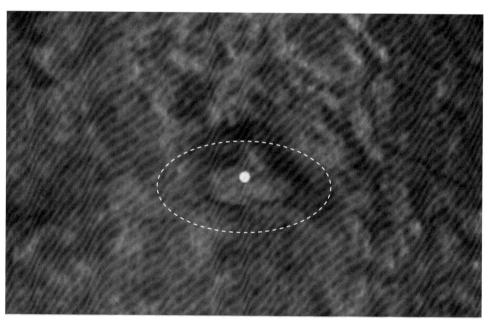

虚线圆圈内：白墙征；白色圆点：乳头位置。

图 4-2-36 病灶冠状面

图 4-2-37 为同一病灶在连续不同冠状面的白墙征表现。

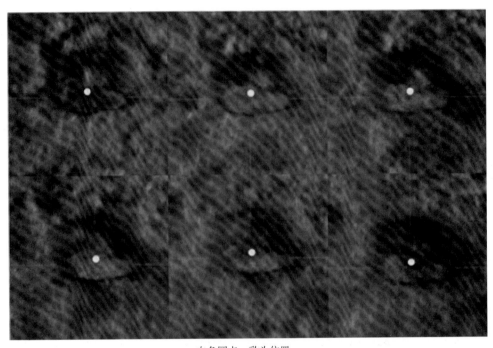

白色圆点：乳头位置。

图 4-2-37　病灶不同冠状面

图 4-2-38 为病灶横切面，显示病灶呈椭圆形，平行生长，边缘完整，呈低回声，未见明显钙化，后方回声增强（箭头所指处为回声增强部分，是冠状面白墙征的形成原因）。病灶内部未见明显钙化。病理结果：纤维腺瘤。

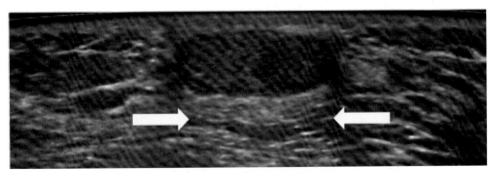

图 4-2-38　病灶横切面

【病例 2】患者，64 岁女性，乳腺冠状面图像可见右乳 11 点处病灶后方有白墙征（4-2-39）。

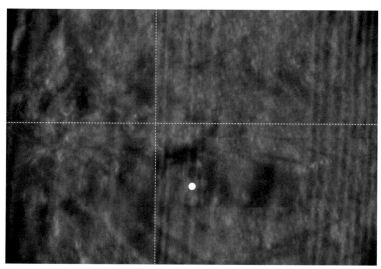

"十"字标记：白墙征；白色圆点：乳头位置。

图 4-2-39 病灶冠状面

图 4-2-40 为病灶横切面，显示病灶呈不规则形，平行生长，边缘不完整，可见细分叶改变，内部呈不均匀回声，未见明显钙化，后方回声增强（白色箭头所指处对应冠状面白墙征）。病灶内部可见多发微小钙化。病理结果：浸润性导管癌Ⅲ级 + 黏液癌。

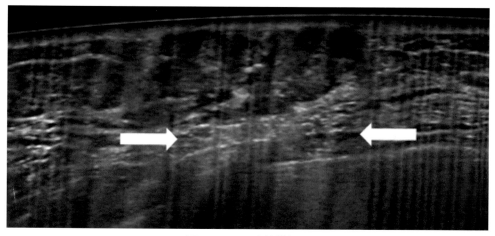

图 4-2-40 病灶横切面

第五章　常见的乳腺良性病变

第一节　囊肿

【病例】患者，41 岁女性，均匀腺体背景，右乳 11 点方向，距乳头 33 mm、体表 5 mm 处可见一个肿块型病变，最大径约 13 mm。

图 5-1-1 为病灶横切面，可见病灶呈椭圆形，平行生长，边缘完整，内部呈无回声，后方回声稍增强，周围结构未见扭曲。

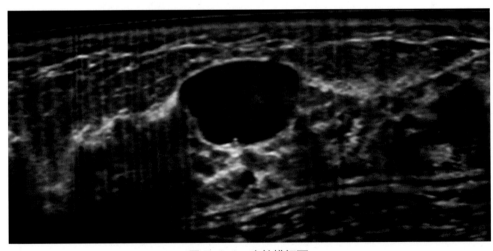

图 5-1-1　病灶横切面

图 5-1-2 为病灶冠状面可见肿块周围有高回声晕（图 5-1-2A）；肿块后方有白墙征（图 5-1-2B）。

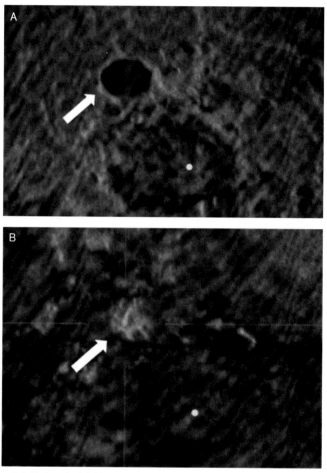

A.白色箭头：高回声晕；B.白色箭头：白墙征；白色圆点：乳头位置。

图 5-1-2　病灶冠状面

该病例为乳腺单纯囊肿，综合横切面及冠状面图像特征，诊断为 BI-RADS 分类 2。

第二节　炎症

【**病例 1**】患者，46 岁女性，均匀腺体背景，左乳 12 点方向、乳头旁，距体表 2 mm 处可见一个肿块型病变，最大径约 15 mm。

图 5-2-1 为病灶横切面，可见病灶呈椭圆形，平行生长，边缘不完整，内部呈囊实混合回声，未见明显钙化，后方回声呈混合型改变，周围结构未见扭曲。冠状面白墙征对应病灶后方横切面回声增强部分。

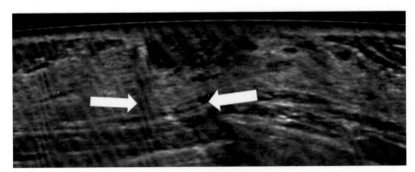

白色箭头：白墙征对应后方回声增强部分。

图 5-2-1　病灶横切面

图 5-2-2 为病灶冠状面，可见肿块周围导管明显扩张，能清楚地看到临近导管扩张程度及范围（5-2-2A）；可见肿块后方有白墙征（图 5-2-2B）。

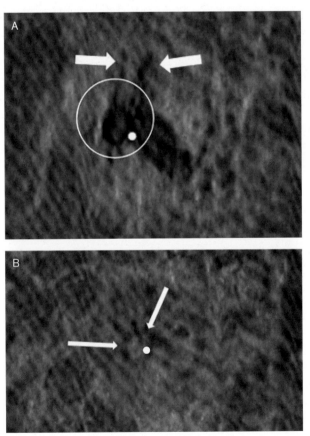

A. 圆圈内：肿块；白色箭头：扩张的导管。B. 白色箭头：白墙征；白色圆点：乳头位置。

图 5-2-2　病灶冠状面

综合横切面及冠状面图像特征，诊断为 BI-RADS 分类 4A。病理结果：炎症。

【病例 2】患者，51 岁女性，均匀腺体背景，左乳 12 点方向，距乳头 22 mm、体表 4 mm 处可见一个肿块型病变，最大径约 16 mm。

图 5-2-3 可见病灶呈圆形，非平行生长，边缘不完整、模糊改变，内部呈囊实混合回声，未见明显钙化，后方回声增强，周围结构无扭曲。后方回声增强（白色箭头所指处），对应冠状面白墙征。

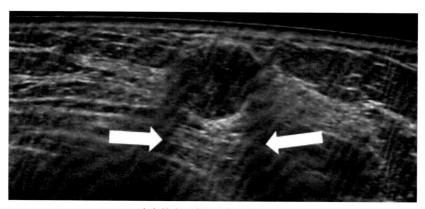

白色箭头：病灶后方回声增强。
图 5-2-3　病灶横切面

图 5-2-4 为病灶冠状面，可见病灶周围有连续高回声晕（图 5-2-4A）；病灶后方有白墙征（图 5-2-4B）。

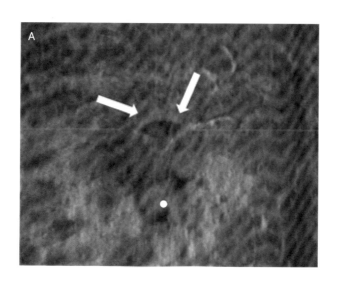

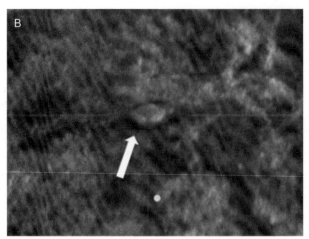

A.白色箭头：高回声晕；B.白色箭头：白墙征；白色圆点：乳头位置。

图 5-2-4　病灶冠状面

综合横切面及冠状面图像特征，诊断为 BI-RADS 分类 4A。病理结果：炎症。

【病例 3】患者，51 岁女性，均匀腺体背景，在左乳 11 点方向，距乳头 28 mm、体表 13 mm 处可见一个肿块型病变，最大径约 14 mm。

图 5-2-5 为病灶冠状面，可见病灶呈椭圆形，平行生长，边缘不完整，可见模糊改变，内部呈囊实混合回声，未见明显钙化，后方回声增强，周围结构无扭曲（图 5-2-5A）；可见肿块周围有跳跃征（图 5-2-5B）。

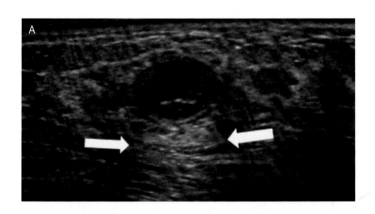

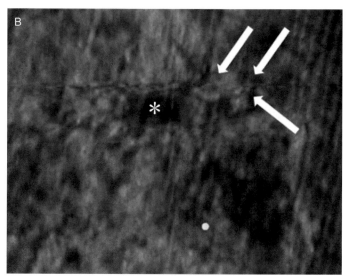

A. 白色箭头：病灶后方回声增强；B. *：病灶；白色箭头：跳跃征；白色圆点：乳头位置。

图 5-2-5 病灶冠状面

综合横切面及冠状面图像特征，诊断为 BI-RADS 分类：4A。病理结果：炎症。

【病例 4】患者，57 岁女性，均匀腺体背景，在右乳 11 点方向，距乳头 26 mm、体表 5 mm 处可见一个肿块型病变，最大径约 26 mm。

图 5-2-6 为病灶横切面，可见病灶呈不规则形，平行生长，边缘不完整，可见成角、细分叶改变，内部呈低回声，未见明显钙化，后方回声增强；病灶周围可见导管扩张。

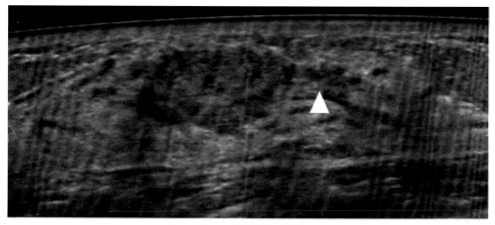

白色三角：病灶周围的导管扩张。

图 5-2-6 病灶横切面

图 5-2-7 为病灶冠状面，可见病灶周围有跳跃征及导管扩张。

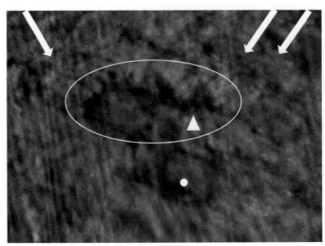

圆圈内区域：病灶；白色箭头：跳跃征；白色三角：导管扩张；白色圆点：乳头位置。

图 5-2-7　病灶冠状面

综合横切面及冠状面图像特征，诊断为 BI-RADS 分类 4A。病理结果：脓肿。

【病例 5】患者，43 岁女性，均匀腺体背景，右乳 10 点方向，距乳头 29 mm、体表 8 mm 处可见一个肿块型病变，最大径约 20 mm。

图 5-2-8 为病灶横切面，病灶呈不规则形，平行生长，边缘不完整，可见细分叶改变，内部呈低回声，未见明显钙化，后方回声增强，周围结构无扭曲。

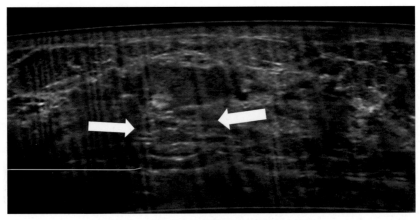

白色箭头：病灶后方回声增强对应冠状面白墙征。

图 5-2-8　病灶横切面

图 5-2-9 为病灶冠状面；可见病灶后方有白墙征。

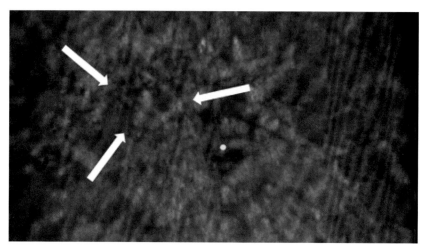

白色箭头：白墙征；白色圆点：乳头位置。

图 5-2-9 病灶冠状面

综合横切面及冠状面图像特征，诊断为 BI-RADS 分类 4A。病理结果：炎症。

【病例 6】患者，43 岁女性，均匀腺体背景，右乳 8 点方向，距乳头 48 mm、体表 6 mm 处可见一个肿块型病变，最大径约 26 mm。另外，乳腺内可见多发单纯囊肿。

图 5-2-10 为病灶横切面，病灶呈不规则形，平行生长，边缘不完整，可见模糊改变，内部呈低回声，未见明显钙化，后方回声增强，周围结构无扭曲（图 5-2-10A）；可见乳腺内有多发单纯囊肿，呈椭圆形，边缘完整，内部呈无回声，未见明显钙化，后方回声增强，囊肿壁及周围受压腺体形成冠状面的高回声晕（图 5-2-10B）。

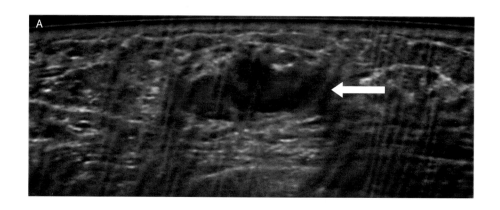

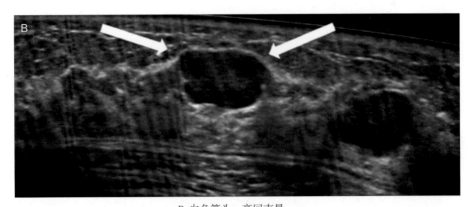

B. 白色箭头：高回声晕。

图 5-2-10　病灶横切面

图 5-2-11 为病灶横切面，可见肿块及多发单纯囊肿，部分囊肿周围可见高回声晕（图 5-2-11A）；炎症病灶及多发囊肿后方均有白墙征（图 5-2-11B）。

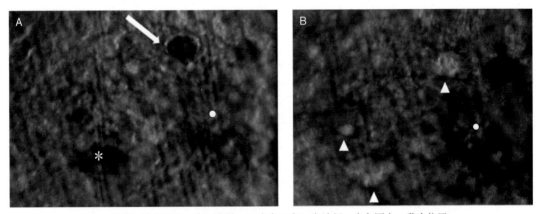

A. *：肿块；白色箭头：高回声晕；B. 白色三角：白墙征；白色圆点：乳头位置。

图 5-2-11　病灶冠状面

综合病灶横切面及冠状面图像特征，诊断为 BI-RADS 分类 4A。病理结果：炎症。

第三节　纤维腺瘤

【病例 1】患者，36 岁女性，均匀腺体背景，在左乳 2 点方向，距乳头 37 mm、体表 3 mm 处可见一个肿块型病变，最大径约 15 mm。

图 5-3-1 为病灶横切面，可见病灶呈椭圆形，边缘完整，内部呈低回声，未见明显钙化，后方回声增强，可见侧方声影，周围结构无扭曲。

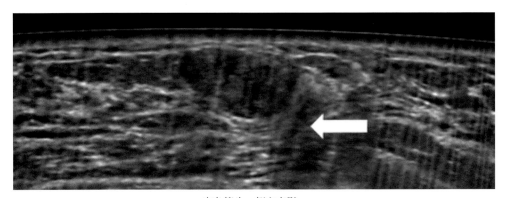

白色箭头：侧方声影。

图 5-3-1　病灶横切面

图 5-3-2 为病灶冠状面，可见病灶周围有低回声晕，对应横切面的侧方声影。

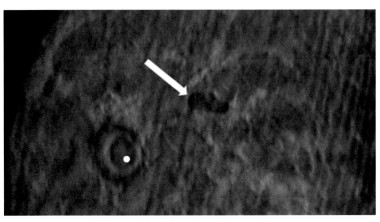

白色箭头：低回声晕；白色圆点：乳头位置。

图 5-3-2　病灶冠状面

综合病灶横切面及冠状面图像特征，诊断为 BI-RADS 分类 3。病理结果：纤维腺瘤。

【病例 2】患者，36 岁女性，均匀腺体背景，左乳 2 点方向，距乳头 48 mm、体表 9 mm 处可见一个肿块型病变，最大径约 16 mm。

图 5-3-3 为病灶横切面，可见病灶呈椭圆形，边缘完整，内部呈低回声，未见明显钙化，后方回声增强，周围结构无扭曲。

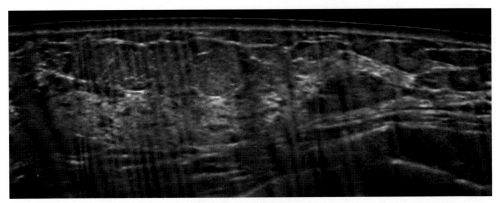

图 5-3-3　病灶横切面

图 5-3-4 为病灶冠状面，可见病灶周围有低回声晕（图 5-3-4A）；可见病灶后方有白墙征（图 5-3-4B），对应病灶横切面后方回声增强。

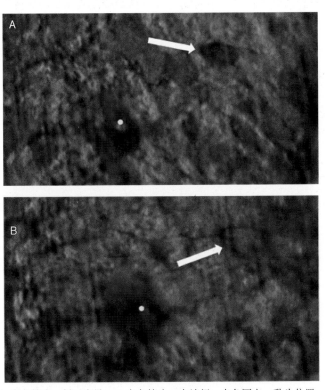

A. 白色箭头：低回声晕；B. 白色箭头：白墙征；白色圆点：乳头位置。

图 5-3-4　病灶冠状面

综合病灶横切面及冠状面图像特征，诊断为 BI-RADS 分类 3。病理结果：纤维腺瘤。

【病例 3】患者，51 岁女性，均匀腺体背景，右乳 11 点方向，距乳头 55 mm、体表 9 mm 处可见一个肿块型病变，最大径约 49 mm。

图 5-3-5 为病灶横切面，可见病灶呈椭圆形，平行生长，边缘完整，内部呈不均匀回声，未见明显钙化，后方回声稍增强，周围结构无扭曲。

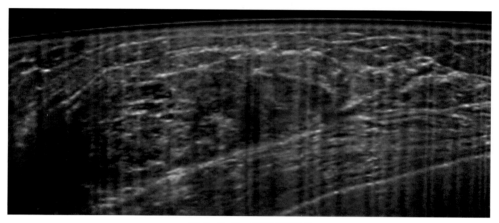

图 5-3-5　病灶横切面

图 5-3-6 为病灶冠状面，可见病灶周围有跳跃征（图 5-3-6A）；病灶周围有低回声晕（图 5-3-6B）；病灶后方有白墙征（图 5-3-6C），对应病灶横切面后方回声增强。

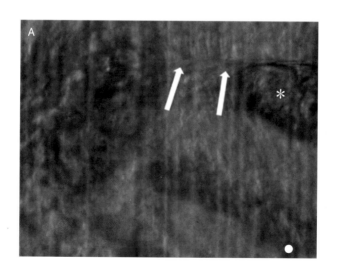

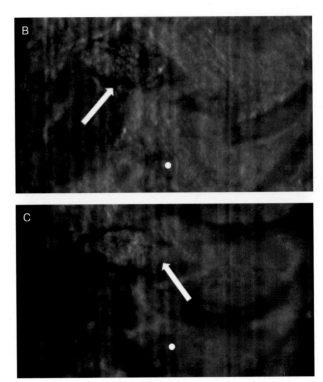

A.*：病灶；白色箭头：跳跃征；B.白色箭头：低回声晕；C.白色箭头：白墙征；白色圆点：乳头位置。

图 5-3-6　病灶冠状面

综合病灶横切面及冠状面图像特征，诊断为 BI-RADS 分类 3。病理结果：纤维腺瘤。

【**病例 4**】患者，39 岁女性，均匀腺体背景，左乳 11 点方向，距乳头 54 mm、体表 5 mm 处可见一个肿块型病变，最大径约 24 mm。

图 5-3-7 为病灶横切面可见病灶呈椭圆形，平行生长，边缘完整，内部呈低回声，未见明显钙化，后方回声无明显改变，周围结构无扭曲。

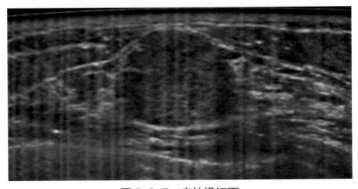

图 5-3-7　病灶横切面

图 5-3-8 为病灶冠状面可见病灶旁有跳跃征及高回声晕。

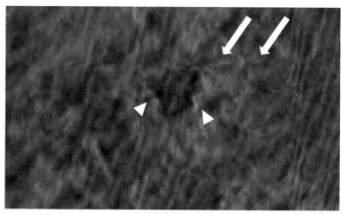

白色箭头：跳跃征；白色三角：高回声晕。

图 5-3-8　病灶冠状面

综合病灶横切面及冠状面图像特征，诊断为 BI-RADS 分类 3。病理结果：纤维腺瘤。

【病例 5】患者，49 岁女性，均匀腺体背景，右乳 10 点方向，距乳头 84 mm（腺体边缘）、体表 19 mm 处可见一个肿块型病变，最大径约 22 mm。

图 5-3-9 为病灶横切面，可见病灶呈椭圆形，平行生长，边缘完整，内部呈低回声，未见明显钙化，后方回声增强，周围结构无扭曲。

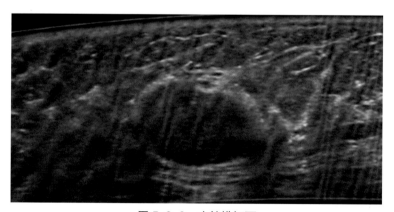

图 5-3-9　病灶横切面

图 5-3-10 为病灶冠状面，可见病灶周围有不典型高回声晕。结合病灶横切面表现，冠状面高回声晕对应为肿物周边受压的腺体。

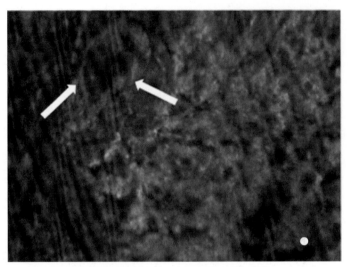

白色箭头：高回声晕；白色圆点：乳头位置。

图 5-3-10 病灶冠状面

综合病灶各切面图像特征，诊断为 BI-RADS 分类 3。病理结果：纤维腺瘤。

【病例 6】患者，39 岁女性，均匀腺体背景，右乳 11 点方向，距乳头 70 mm、体表 15 mm 处可见一个肿块型病变，最大径约 28 mm。

图 5-3-11 为病灶横切面，可见病灶呈椭圆形，平行生长，边缘完整，内部呈低回声，未见明显钙化，后方回声稍增强，周围结构无扭曲。病灶周围侧方声影对应冠状面的低回声晕。

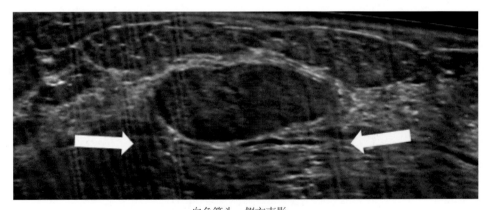

白色箭头：侧方声影。

图 5-3-11 病灶横切面

图 5-3-12 为病灶冠状面，可见病灶周围有跳跃征及低回声晕。

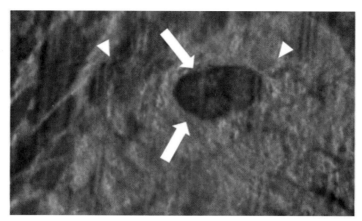

白色三角：跳跃征；白色箭头：低回声晕。

图 5-3-12　病灶冠状面

综合病灶横切面及冠状面图像特征，诊断为BI-RADS分类3。病理结果：纤维腺瘤。

【**病例7**】患者，51岁女性，均匀腺体背景，在右乳1点方向、乳头旁，距体表4 mm处可见一个肿块型病变，最大径约15 mm。

图 5-3-13 为病灶横切面，可见病灶呈椭圆形，平行生长，边缘完整，内部呈低回声，未见明显钙化，后方回声无明显改变，周围结构无扭曲。病灶周围可见侧方声影，在冠状面表现为连续低回声晕。

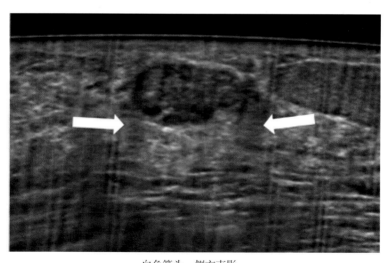

白色箭头：侧方声影。

图 5-3-13　病灶横切面

图 5-3-14 为病灶冠状面，可见病灶周围有低回声晕。

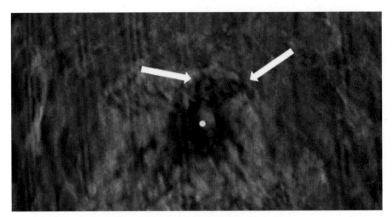

白色箭头：低回声晕；白色圆点：乳头位置。

图 5-3-14　病灶冠状面

综合病灶横切面及冠状面图像特征，诊断为 BI-RADS 分类 3。病理结果：纤维腺瘤。

【病例 8】患者，32 岁女性，均匀腺体背景，在左乳 11 点方向，距乳头 57 mm、体表 6 mm 处可见一个肿块型病变，最大径约 15 mm。

图 5-3-15 为病灶横切面，可见病灶呈椭圆形，平行生长，边缘完整，内部呈囊实混合回声，未见明显钙化，后方回声增强（对应白墙征），周围结构无扭曲。病灶周围可见侧方声影，在冠状面表现为连续低回声晕。

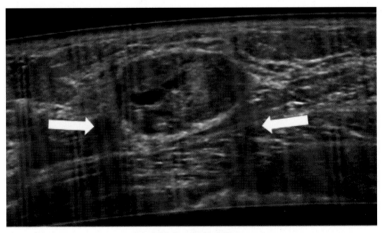

白色箭头：侧方声影。

图 5-3-15　病灶横切面

图 5-3-16 为病灶冠状面可见病灶周围有跳跃征及低回声晕（图 5-3-16A）；病灶后方有白墙征（图 5-3-16B）。

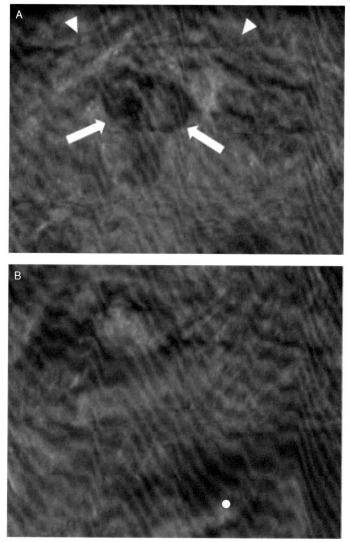

A.白色三角：跳跃征；白色箭头：低回声晕；B.白色圆点：乳头位置。

图 5-3-16　病灶冠状面

综合病灶横切面及冠状面图像特征，诊断为BI-RADS分类4A。病理结果：纤维腺瘤。

【病例9】患者，34岁女性，均匀腺体背景，左乳12点方向、乳头深面，距体表5 mm处可见一个肿块型病变，最大径约12 mm。

图5-3-17为病灶横切面，可见病灶呈椭圆形，平行生长，边缘完整，内部呈低回声，未见明显钙化，后方回声无明显改变，周围结构无扭曲。病灶周围可见侧方声影，冠状面表现为连续低回声晕。

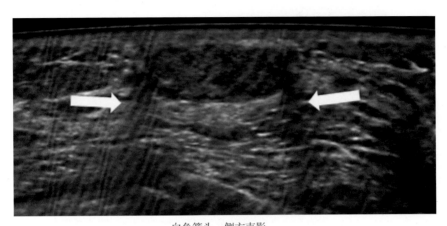

白色箭头：侧方声影。

图 5-3-17　病灶横切面

图 5-3-18 为病灶冠状面，可见乳头下方病灶周围有连续低回声晕，乳头下方病灶易与乳头本身混淆，需要多切面仔细观察。

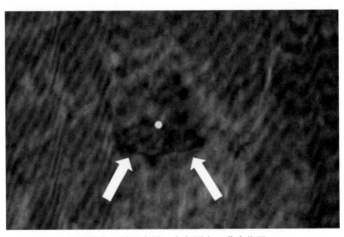

白色箭头：低回声晕；白色圆点：乳头位置。

图 5-3-18　病灶冠状面

综合病灶横切面及冠状面图像特征，诊断为 BI-RADS 分类 3。病理结果：纤维腺瘤。

【病例 10】患者，32 岁女性，均匀腺体背景，左乳 2 点方向，距乳头 39 mm、体表 6 mm 处可见一个肿块型病变，最大径约 17 mm。

图 5-3-19 为病灶横切面，可见病灶呈椭圆形，平行生长，边缘完整，内部呈等回声，未见明显钙化，后方回声无明显改变，周围结构无扭曲。病灶周围可见侧方声影，为病灶冠状面连续低回声晕的形成原因。

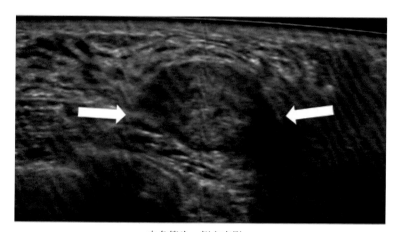

白色箭头：侧方声影。

图 5-3-19　病灶横切面

图 5-3-20 为病灶冠状面，可见病灶周围有连续低回声晕。

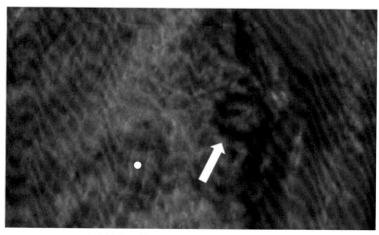

白色箭头：低回声晕；白色圆点：乳头位置。

图 5-3-20　病灶冠状面

综合病灶横切面及冠状面图像特征，诊断为 BI-RADS 分类 3。病理结果：纤维腺瘤。

【**病例 11**】患者，49 岁女性，均匀腺体背景，右乳 12 点方向，距乳头 79 mm（腺体边缘）、体表 8 mm 处可见一个肿块型病变，最大径约 13 mm。

图 5-3-21 为病灶横切面，可见病灶呈椭圆形，平行生长，边缘完整，内部呈低回声，未见明显钙化，后方回声无明显改变，周围结构无扭曲。

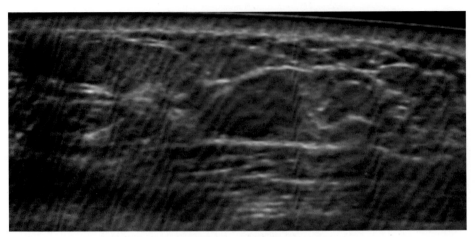

图 5-3-21 病灶横切面

图 5-3-22 为病灶冠状面可见右乳 12 点方向可见肿块型病变，未见明显特殊特征。

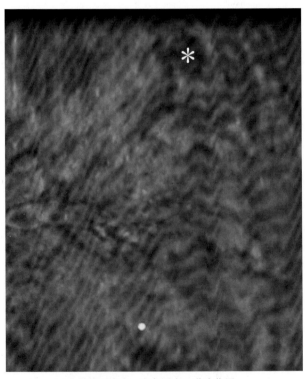

*：肿块型病变；白色圆点：乳头位置。

图 5-3-22 病灶冠状面

综合病灶横切面及冠状面图像特征，诊断为 BI-RADS 分类 3。病理结果：纤维腺瘤。

【**病例 12**】患者，35 岁女性，均匀腺体背景，左乳 2 点方向，距乳头 64 mm、体表 5 mm 处可见一个肿块型病变，最大径约 23 mm。

图 5-3-23 为病灶横切面，可见病灶呈椭圆形，平行生长，边缘完整，内部呈低回声，未见明显钙化，后方回声增强（对应白墙征），周围结构无扭曲。病灶周围可见侧方声影，对应冠状面表现为连续低回声晕。

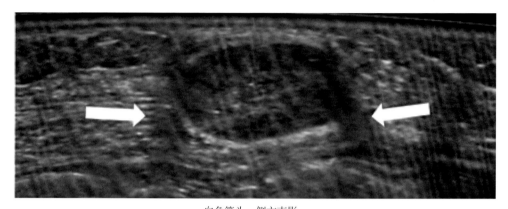

白色箭头：侧方声影。

图 5-3-23　病灶横切面

图 5-3-24 为病灶冠状面，可见病灶周围有跳跃征及连续低回声晕（图 5-3-24A）；病灶后方可见白墙征（图 5-3-24B）。

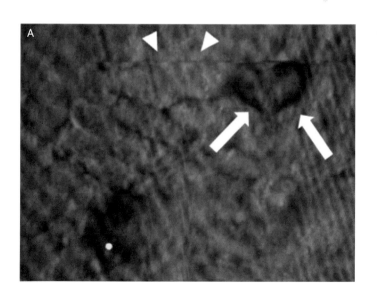

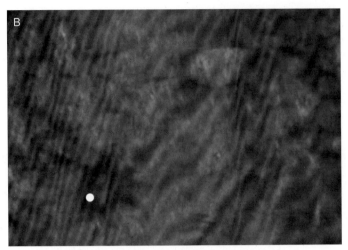

A. 白色三角：跳跃征；白色箭头：低回声晕；B. 白色圆点：乳头位置。

图 5-3-24　病灶冠状面

综合病灶横切面及冠状面图像特征，诊断为 BI-RADS 分类 3。病理结果：纤维腺瘤。

【病例 13】患者，45 岁女性，均匀腺体背景，左乳 3 点方向，距乳头 45 mm、体表 4 mm 处可见一个肿块型病变，最大径约 37 mm。

图 5-3-25 为病灶横切面，可见病灶呈椭圆形，平行生长，边缘完整，内部呈囊实混合回声，未见明显钙化，后方回声增强（对应白墙征），周围结构无扭曲；病灶周围可见侧方声影，对应冠状面呈连续低回声晕。

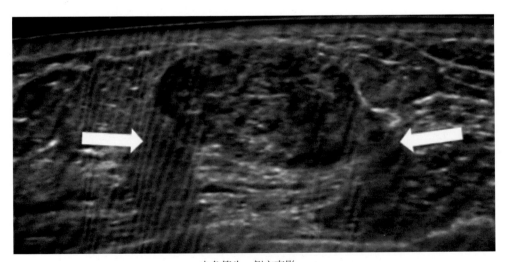

白色箭头：侧方声影。

图 5-3-25　病灶横切面

图 5-3-26 为病灶冠状面，可见病灶周围有跳跃征及连续低回声晕，病灶后方可见白墙征。

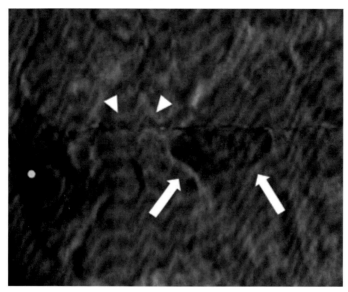

白色三角：跳跃征；白色前头：低回声晕；白色圆点：乳头位置。

图 5-3-26　病灶冠状面

综合病灶横切面及冠状面图像特征，诊断为 BI-RADS 分类 3。病理结果：纤维腺瘤。

【**病例 14**】患者，32 岁女性，均匀腺体背景，右乳 11 点方向、距乳头 40 mm、8 点方向、距乳头 50 mm 两处各见一个肿块，最大径分别约 15 mm、20 mm。

图 5-3-27 为病灶横切面，可见右乳 11 点方向的病灶呈类圆形，平行生长，边缘完整，内部呈低回声，未见明显钙化，后方回声无明显改变（图 5-3-27A）；右乳 8 点方向的病灶呈椭圆形，平行生长，边缘完整，内部呈低回声，未见明显钙化，后方回声无明显改变，周围结构无扭曲（图 5-3-27B）。

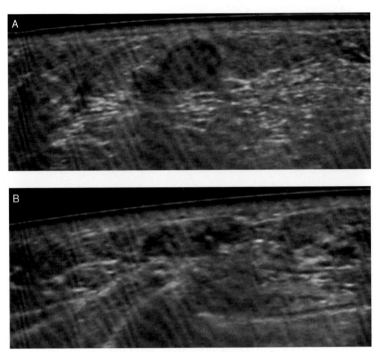

图 5-3-27　病灶横切面

图 5-3-28 为病灶冠状面，可见右乳 11 点、8 点方向各有 1 个肿块型病变，未见明显特殊征象。

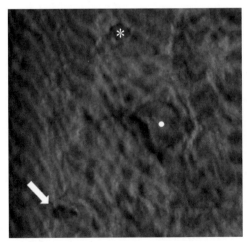

*：右乳 11 点方向的肿块型病变；白色箭头：右乳 8 点方向的肿块型病变；白色圆点：乳头位置。

图 5-3-28　病灶冠状面

综合病灶横切面及冠状面图像特征，诊断为 BI-RADS 分类 3。病理结果：纤维腺瘤。

【病例15】患者，34岁女性，均匀腺体背景，左乳11点方向，距乳头53mm、体表11mm可见一个肿块图像，最大径约23mm。

图5-3-29为病灶横切面，可见病灶呈椭圆形，平行生长，边缘完整，内部呈低回声，未见明显钙化，后方回声无明显改变，周围结构无扭曲。

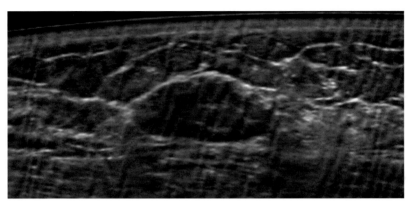

图 5-3-29　病灶横切面

图5-3-30为病灶冠状面，可见左乳11点方向有肿块型病变，未见明显特殊征象。

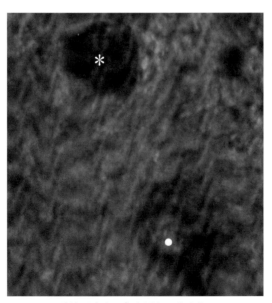

*：肿块型病变；白色圆点：乳头位置。

图 5-3-30　病灶冠状面

综合病灶横切面及冠状面图像特征，诊断为 BI-RADS 分类 3。病理结果：纤维腺瘤。

83

第四节　良性叶状肿瘤

【病例1】患者，41岁女性，均匀腺体背景，在右乳2点方向，距乳头38 mm、体表5 mm处可见一个肿块型病变，最大径约20 mm。

图5-4-1为病灶横切面，可见病灶呈椭圆形，平行生长，边缘完整，内部呈低回声，未见明显钙化，后方回声无明显改变，周围结构无扭曲。

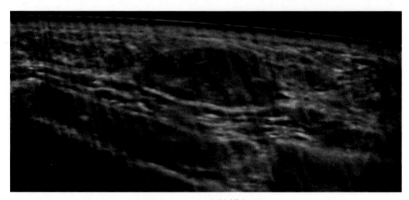

图5-4-1　病灶横切面

图5-4-2为病灶冠状面，可见病灶周围有跳跃征。

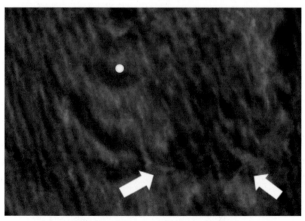

白色箭头：跳跃征；白色圆点：乳头位置。
图5-4-2　病灶冠状面

综合病灶横切面及冠状面图像特征，诊断为BI-RADS分类3。病理结果：良性叶状肿瘤。

【**病例 2**】患者，41 岁女性，均匀腺体背景，在右乳 12 点方向，距乳头 69 mm、体表 6 mm 处可见一个肿块型病变，最大径约 24 mm。

图 5-4-3 为病灶横切面，可见病灶呈不规则形，平行生长，边缘不完整，可见细分叶改变，内部呈不均匀回声，未见明显钙化，后方回声呈混合型改变，周围结构无扭曲。

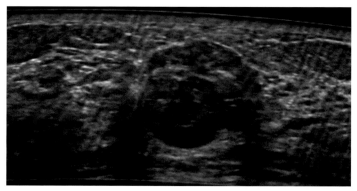

图 5-4-3　病灶横切面

图 5-4-4 为病灶冠状面，可见右乳 12 点方向有肿块，无任何明显特征。

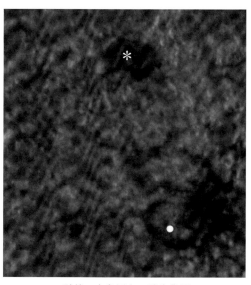

*：肿块；白色圆点：乳头位置。
图 5-4-4　病灶冠状面

综合病灶横切面及冠状面图像特征，诊断为 BI-RADS 分类 4A。病理结果：良性叶状肿瘤。

【病例 3】患者，42 岁女性，均匀腺体背景，左乳 7 点方向，距乳头 41 mm、体表 3 mm 处可见一个肿块型病变，最大径约 33 mm。

图 5-4-5 为病灶横切面，可见病灶呈椭圆形，平行生长，边缘完整，内部呈等回声，未见明显钙化，后方回声增强，周围结构无扭曲。

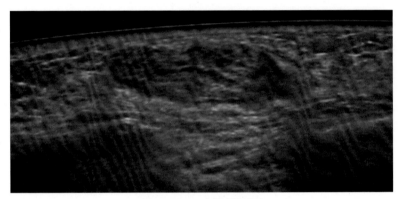

图 5-4-5　病灶横切面

图 5-4-6 为病灶冠状面，可见病灶周围有跳跃征，因肿块较大且表浅，探头划过跳跃明显，部分肿块显示不完全。

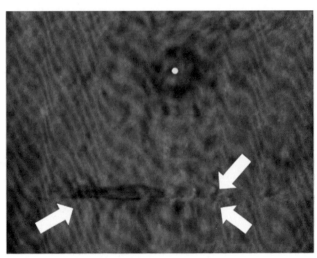

白色箭头：跳跃征；白色圆点：乳头位置。
图 5-4-6　病灶冠状面

综合病灶横切面及冠状面图像特征，诊断为 BI-RADS 分类 3。病理结果：良性叶状肿瘤。

【**病例4**】患者，69岁女性，均匀腺体背景，右乳12点方向，距乳头25 mm、距体表6 mm处可见一个肿块型病变，最大径约39 mm。

图5-4-7为病灶横切面，病灶呈椭圆形，平行生长，边缘完整，内部呈等回声，未见明显钙化，后方回声增强，周围结构无扭曲。

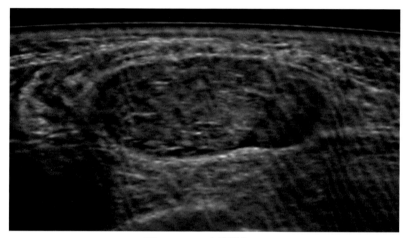

图5-4-7　病灶横切面

图5-4-8为病灶冠状面，可见病灶周围有跳跃征及连续低回声晕。

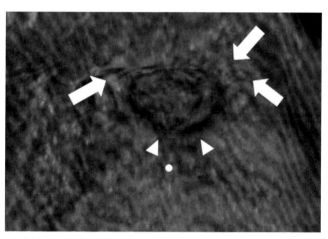

白色箭头：跳跃征；白色三角：低回声晕；白色圆点：乳头位置。

图5-4-8　病灶冠状面

综合病灶横切面及冠状面图像特征，诊断为BI-RADS分类3。病理结果：良性叶状肿瘤。

第五节　导管内乳头状瘤

【病例 1】患者，31 岁女性，均匀腺体背景，在左乳 7 点方向，距乳头 46 mm、距体表 10 mm 处可见一个肿块型病变，最大径约 14 mm。

图 5-5-1 为病灶横切面，可见病灶呈不规则形，平行生长，边缘不完整，有模糊、成角、毛刺改变，内部呈低回声，未见明显钙化，后方回声无明显改变，周围结构明显扭曲。

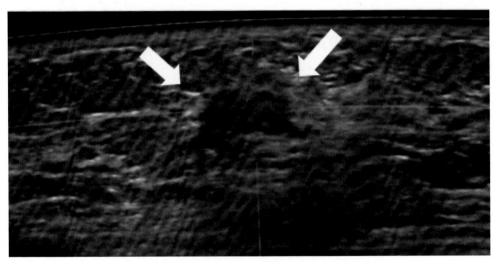

白色箭头：病灶。

图 5-5-1　病灶横切面

图 5-5-2 为病灶冠状面，可见病灶周围有汇聚征。

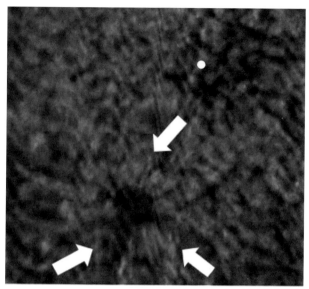

白色箭头：汇聚征；白色圆点：乳头位置。

图 5-5-2　病灶冠状面

综合病灶横切面及冠状面图像特征，诊断为 BI-RADS 分类 4C。病理结果：导管内乳头状瘤 + 硬化性腺病。

【病例 2】患者，43 岁女性，均匀腺体背景，右乳 10 点方向，距乳头 25 mm、体表 5 mm 处可见一个非肿块型病变，最大径约 33 mm。

图 5-5-3 为病灶横切面，可见导管扩张呈低回声改变，局灶型分布，后方回声无明显改变，病灶内部未见明显钙化，周围结构未见扭曲。

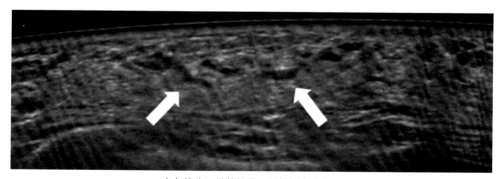

白色箭头：导管扩张，呈低回声改变。

图 5-5-3　病灶横切面

图 5-5-4 为病灶冠状面，可见右乳 10 点方向有一非肿块型病变，无明显特殊征象。

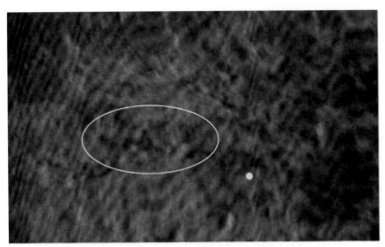

圆圈内区域：非肿块型病变；白色圆点：乳头位置。

图 5-5-4　病灶冠状面

综合病灶横切面及冠状面图像特征，诊断为 BI-RADS 分类 4A。病理结果：导管内乳头状瘤。

【病例 3】患者，56 岁女性，均匀脂肪背景，左乳 1 点方向、乳头旁，距体表 7 mm 处可见一个肿块型病变，最大径约 16 mm。

图 5-5-5 为病灶横切面，可见病灶呈不规则形，平行生长，边缘不完整，可见细分叶改变，内部呈低回声，未见明显钙化，后方回声无明显改变，周围结构无扭曲。

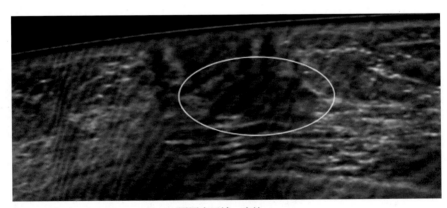

圆圈内区域：病灶。

图 5-5-5　病灶横切面

图 5-5-6 为病灶冠状面，可见左乳 1 点处有肿块，邻近乳头，冠状面图像中乳头及乳晕的圆形结构消失，形状不规则。

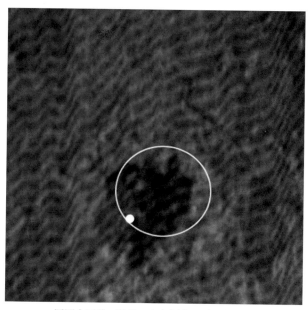

圆圈内区域：肿块；白色圆点：乳头位置。

图 5-5-6　病灶冠状面

综合病灶横切面及冠状面图像特征，诊断为 BI-RADS 分类 4A。病理结果：导管内乳头状瘤。

【病例4】患者，56岁女性，均匀脂肪背景，左乳4点方向、乳头旁，距体表7 mm处可见一个肿块型病变，最大径约16 mm。

图 5-5-7 为病灶横切面，可见肿块呈不规则形，平行生长，边缘完整，内部呈低回声，未见明显钙化，后方回声无明显改变，周围结构无扭曲，病灶周围导管扩张。

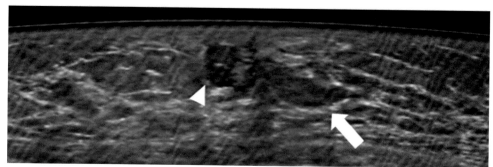

白色箭头：肿块；白色三角：病灶周围导管扩张。

图 5-5-7　病灶横切面

图 5-5-8 为病灶冠状面，可见左乳 4 点方向有肿块型病变，病灶周围可见导管扩张，冠状面未见特殊征象。

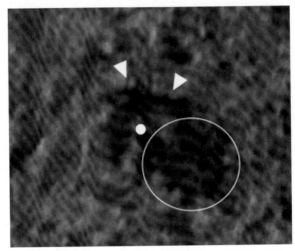

圆圈内区域：肿块型病变；白色三角：导管扩张；白色圆点：乳头位置。

图 5-5-8　病灶冠状面

综合病灶横切面及冠状面图像特征，诊断为 BI-RADS 分类 4A。病理结果：导管内乳头状瘤 + 腺病。

【病例 5】患者，56 岁女性，均匀腺体背景，右乳 3 点、乳头旁，距体表 5 mm 处可见一个肿块型病变，最大径约 10 mm。

图 5-5-9 为病灶横切面，可见病灶呈椭圆形，平行生长，边缘完整，内部呈低回声，未见明显钙化，后方回声增强，周围结构无扭曲。病灶周围导管扩张，病灶冠状面周围低回声晕对应横切面侧方声影。

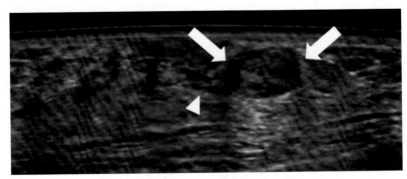

白色三角：导管扩张；白色箭头：侧方声影。

图 5-5-9　病灶横切面

图 5-5-10 为病灶冠状面，可见病灶周围有连续低回声晕。

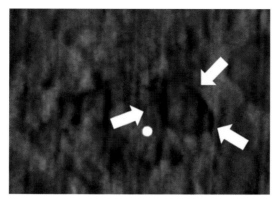

图 5-5-10　病灶冠状面

综合病灶横切面及冠状面图像特征，诊断为 BI-RADS 分类 4A。病理结果：导管内乳头状瘤 + 腺病。

第六节　纤维囊性乳腺病

【病例 1】患者，51 岁女性，均匀腺体背景，左乳 12 点方向，距乳头 62 mm、体表 10 mm 处可见一个肿块型病变，最大径约 16 mm。

图 5-6-1 为病灶横切面，病灶呈椭圆形，平行生长，边缘不完整，可见细分叶改变，内部呈低回声，未见明显钙化，后方回声无明显改变，周围结构无扭曲。

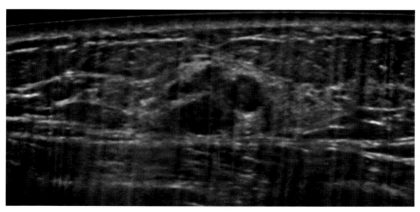

图 5-6-1　病灶横切面

图 5-6-2 为病灶冠状面，可见左乳 12 点方向有肿块，无明显特殊征象。

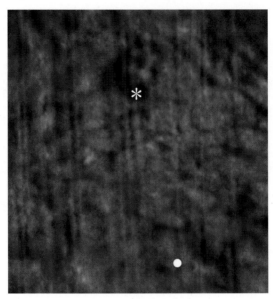

*：肿块；白色圆点：乳头位置。

图 5-6-2　病灶冠状面

综合病灶横切面及冠状面图像特征，诊断为 BI-RADS 分类 4A。病理结果：腺病。

【病例 2】患者，41 岁女性，均匀腺体背景，在左乳 2 点方向，距乳头 43 mm、体表 5 mm 处可见一个肿块型病变，最大径约 12 mm。

图 5-6-3 为病灶横切面，可见病灶呈椭圆形，平行生长，边缘不完整、有细分叶，内部呈低回声，未见明显钙化，后方回声无明显改变，周围结构无扭曲。

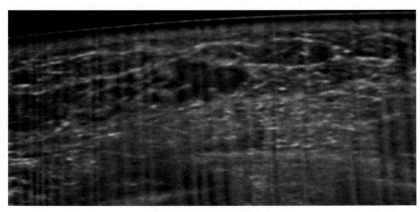

图 5-6-3　病灶横切面

图 5-6-4 为病灶冠状面，在左乳 2 点方向可见肿块型病变，无明显特殊征象。

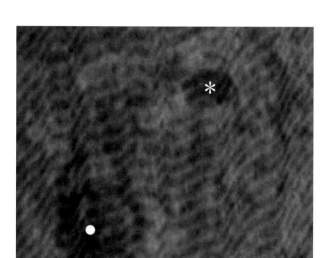

*：肿块；白色圆点：乳头位置。

图 5-6-4　病灶冠状面

综合病灶横切面及冠状面图像特征，诊断为 BI-RADS 分类 4A。病理结果：硬化性腺病。

【病例 3】患者，44 岁女性，均匀腺体背景，在左乳 1 点方向，距乳头 27 mm、体表 10 mm 处可见一个肿块型病变，最大径约 8 mm。

图 5-6-5 为病灶横切面，可见病灶呈椭圆形，平行生长，边缘不完整，内部呈低回声，未见明显钙化，后方回声无明显改变，周围结构无扭曲。

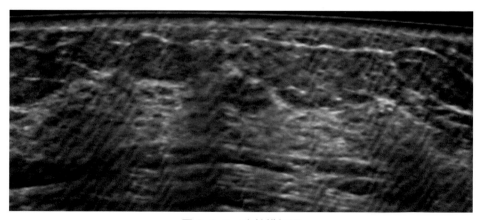

图 5-6-5　病灶横切面

图5-6-6为病灶冠状面，可见左乳2点方向有肿块型病变，无明显特殊征象。

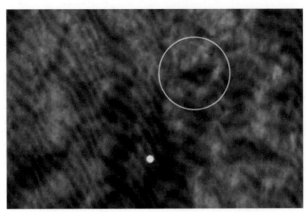

圆圈内区域：肿块型病变；白色圆点：乳头位置。

图5-6-6 病灶冠状面

综合病灶横切面及冠状面图像特征，诊断为BI-RADS分类4A。病理结果：腺病。

【**病例4**】患者，39岁女性，均匀腺体背景，在左乳2点方向，距乳头37 mm、体表3 mm处可见一个肿块型病变，最大径约17 mm。

图5-6-7为病灶横切面，可见病灶呈椭圆形，平行生长，边缘完整，内部呈囊实混合回声，未见明显钙化，后方回声稍增强，周围结构无扭曲。

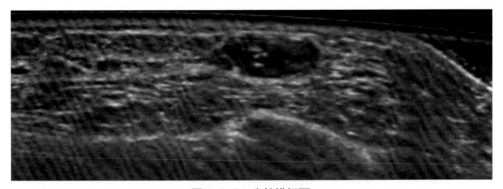

图5-6-7 病灶横切面

图5-6-8为病灶冠状面，可见病灶周围有跳跃征（图5-6-8A）；病灶后方有白墙征（图5-6-8B）。

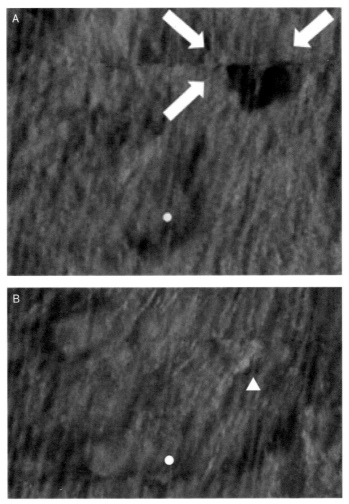

A.白色箭头：跳跃征；B.白色三角：白墙征；白色圆点：乳头位置。

图 5-6-8　病灶冠状面

综合病灶横切面及冠状面图像特征，诊断为 BI-RADS 分类 4A。病理结果：腺病。

【**病例 5**】女，44 岁女性，均匀腺体背景，在右乳 11 点方向，距乳头 39 mm、体表 17 mm 处可见一个肿块型病变，最大径约 26 mm。

图 5-6-9 为病灶横切面，可见病灶呈椭圆形，平行生长，边缘完整，内部呈低回声，未见明显钙化，后方回声增强，周围结构无扭曲。

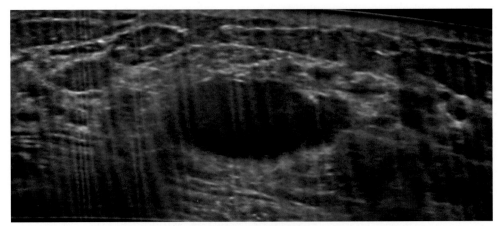

图 5-6-9　病灶横切面

图 5-6-10 为病灶冠状面，可见病灶周围有跳跃征。

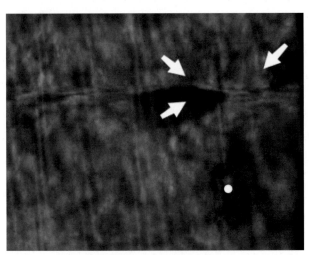

白色箭头：跳跃征；白色圆点：乳头位置。

图 5-6-10　病灶冠状面

综合病灶横切面及冠状面图像特征，诊断为 BI-RADS 分类 3。病理结果：腺病。

【病例 6】患者，43 岁女性，均匀腺体背景，右乳 12 点方向，距乳头 29 mm、体表 5 mm 处可见一个肿块型病变，最大径约 8 mm。

图 5-6-11 为病灶横切面，病灶呈不规则形，平行生长，边缘不完整，可见成角改变，内部呈低回声，未见明显钙化，后方回声无明显改变，周围结构无扭曲。

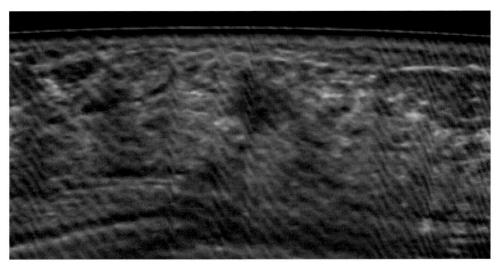

图 5-6-11　病灶横切面

图 5-6-12 为病灶冠状面，在右乳 12 点方向可见肿块型病变，无明显特殊征象。

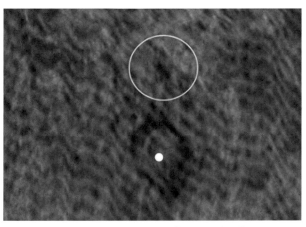

圆圈内区域：肿块型病变；白色圆点：乳头位置。

图 5-6-12　病灶冠状面

综合病灶横切面及冠状面图像特征，诊断为 BI-RADS 分类 4A。病理结果：腺病。

【病例 7】患者，44 岁女性，均匀脂肪背景，右乳 11 点方向、乳头旁，距体表 3 mm 处可见一个肿块型病变，最大径约 8 mm。

图 5-6-13 为病灶横切面，可见病灶呈不规则形，非平行生长，边缘不完整，有模糊、毛刺改变，内部呈低回声，未见明显钙化，后方回声无明显改变，周围结构扭曲。病灶位置接近乳头，部分显示欠佳。

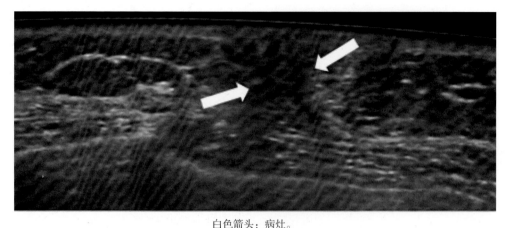

白色箭头：病灶。

图 5-6-13 病灶横切面

图 5-6-14 为病灶冠状面，可见右乳正前方有肿块型病变，乳头、乳晕圆形结构消失。

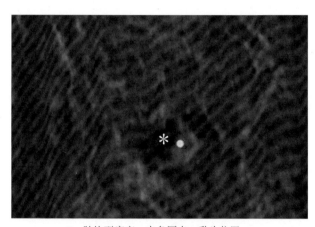

*：肿块型病变；白色圆点：乳头位置。

图 5-6-14 病灶冠状面

综合病灶横切面及冠状面图像特征，诊断为 BI-RADS 分类 4A。病理结果：腺病。

【病例 8】患者，35 岁女性，均匀腺体背景，在右乳 9 点方向，距乳头 25 mm、体表 10 mm 处可见一个肿块型病变，最大径约 10 mm。

图 5-6-15 为病灶切面，可见病灶呈椭圆形，平行生长，边缘不完整，可见成角改变，内部呈低回声，未见明显钙化，后方回声无明显改变，周围结构无扭曲。

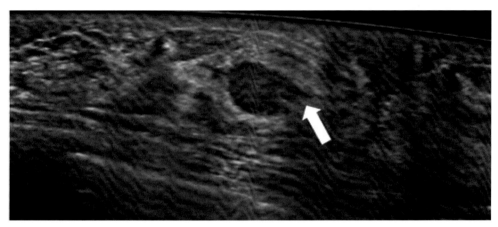

白色箭头：病灶边缘可见成角改变。

图 5-6-15　病灶横切面

图 5-6-16 为病灶冠状面，可见病灶周围有不连续的低回声晕。

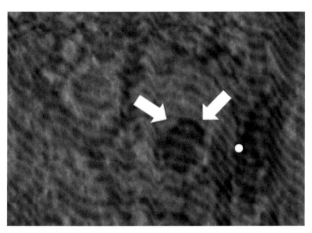

白色箭头：低回声晕；白色圆点：乳头位置。

图 5-6-16　病灶冠状面

综合病灶横切面及冠状面图像特征，诊断为 BI-RADS 分类 4A。病理结果：腺病。

【病例 9】患者，47 岁女性，均匀腺体背景，左乳 6 点方向，距乳头 45 mm、体表 5 mm 处可见一个肿块型病变，最大径约 11 mm。

图 5-6-17 为病灶横切面，可见病灶呈椭圆形，平行生长，边缘完整，内部呈低回声，未见明显钙化，后方回声无明显改变，周围结构无扭曲。

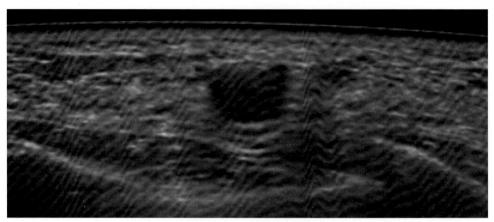

图 5-6-17　病灶横切面

图 5-6-18 为病灶冠状面，可见左乳 6 点方向有肿块，边缘有成角改变。

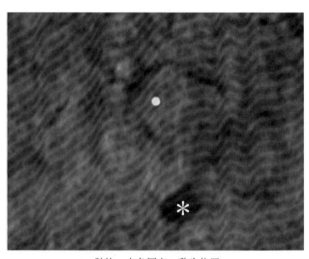

*：肿块；白色圆点：乳头位置。

图 5-6-18　病灶冠状面

综合病灶横切面及冠状面图像特征，诊断为 BI-RADS 分类 4A。病理结果：腺病。

【病例 10】患者，23 岁女性，均匀腺体背景，右乳 3 点方向，距乳头 22 mm、体表 4 mm 处可见一个肿块型病变，最大径约 12 mm。

图 5-6-19 为病灶横切面，可见病灶呈不规则形，平行生长，边缘不完整，有成角改变，内部呈低回声，未见明显钙化，后方回声无明显改变，周围结构未见扭曲。

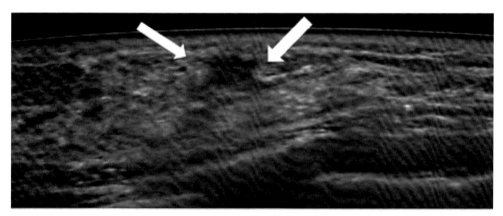

白色箭头：病灶。

图 5-6-19　病灶横切面

图 5-6-20 为病灶冠状面，可见病灶周围有跳跃征及不连续高回声晕。

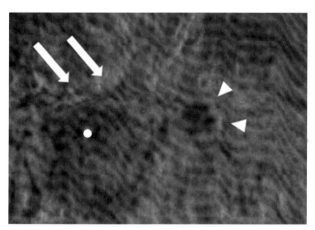

白色箭头：跳跃征；白色三角：高回声晕；白色圆点：乳头位置。

图 5-6-20　病灶冠状面

综合病灶横切面及冠状面图像特征，诊断为 BI-RADS 分类 4A。病理结果：腺病。

【病例 11】患者，43 岁女性，均匀腺体背景，左乳 9 点方向，距乳头 36 mm、体表 7 mm 处可见一个非肿块型病变，最大径约 17 mm。

图 5-6-21 为病灶横切面，可见病灶呈稍低回声区，后方回声稍衰减，病灶内部未见明显钙化，周围结构未见扭曲。

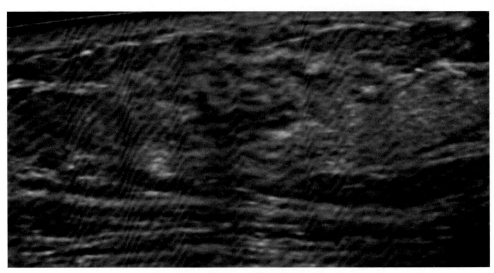

图 5-6-21　病灶横切面

图 5-6-22 为病灶冠状面，可见左乳 9 点方向有非肿块型病变，有不连续的高回声晕。

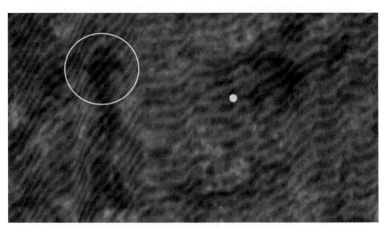

圆圈内区域：非肿块型病变；白色圆点：乳头位置。

图 5-6-22　病灶冠状面

综合病灶横切面及冠状面图像特征，诊断为 BI-RADS 分类 4A。病理结果：腺病。

【病例 12】患者，53 岁女性，均匀腺体背景，在左乳 8 点方向，距乳头 21 mm、体表 15 mm 处可见一个肿块型病变，最大径约 9 mm。

图 5-6-23 为病灶横切面，可见病灶呈不规则形，平行生长，边缘不完整，有成角、毛刺改变，内部呈低回声，未见明显钙化，后方回声衰减，周围结构未见扭曲。

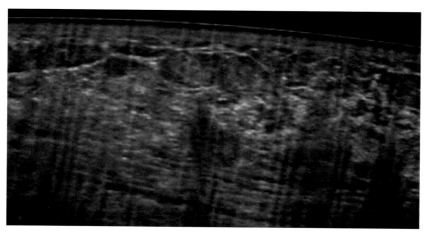

图 5-6-23　病灶横切面

图 5-6-24 为病灶冠状面，可见病灶周围有不典型汇聚征。

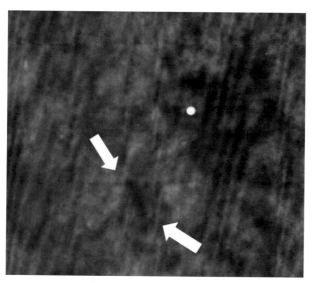

白色箭头：汇聚征；白色圆点：乳头位置。

图 5-6-24　病灶冠状面

综合病灶横切面及冠状面图像特征，诊断为 BI-RADS 分类 4B。病理结果：腺病。

【病例 13】患者，53 岁女性，均匀腺体背景，在左乳 12 点方向，距乳头 41 mm、体表 7 mm 处可见一个肿块型病变，最大径约 24 mm。

图 5-6-25 为病灶横切面，可见病灶呈不规则形，平行生长，边缘不完整，可见模糊、成角，内部呈低回声，未见明显钙化，后方回声呈混合型改变，周围结构明显扭曲。

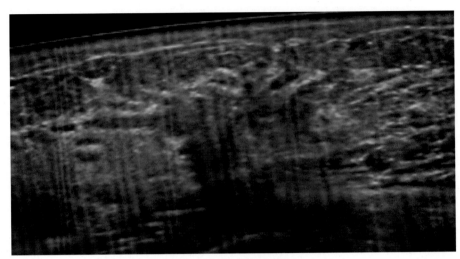

图 5-6-25　病灶横切面

图 5-6-26 为病灶冠状面，可见病灶周围有汇聚征。

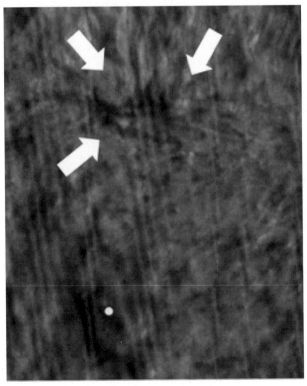

白色箭头：汇聚征；白色圆点：乳头位置。

图 5-6-26　病灶冠状面

综合病灶横切面及冠状面图像特征，诊断为 BI-RADS 分类 4B。病理结果：腺病。

【病例 14】患者，27 岁女性，均匀腺体背景，在左乳 6 点方向，距乳头 35 mm、体表 3 mm 处可见一个肿块型病变，最大径约 20 mm。

图 5-6-27 为病灶横切面，可见病灶呈不规则形，平行生长，边缘不完整，可见成角，内部呈不均匀回声，未见明显钙化，后方回声呈无明显改变。病灶内部可见多发强回声点，周围结构明显扭曲。

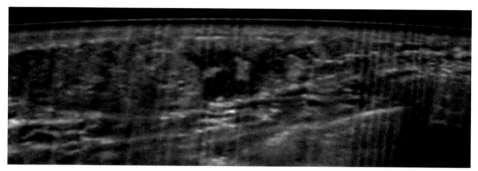

图 5-6-27　病灶横切面

图 5-6-28 为病灶冠状面，可见病灶周围有跳跃征。

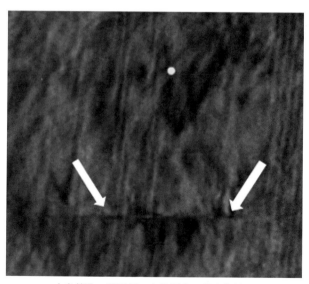

白色箭头：跳跃征；白色圆点：乳头位置。

图 5-6-28　病灶冠状面

综合病灶横切面及冠状面图像特征，诊断为 BI-RADS 分类 4B。病理结果：腺病。

【病例 15】患者，27 岁女性，均匀腺体背景，在左乳 12 点方向，距乳头 38 mm、体表 7 mm 处可见一个肿块型病变，最大径约 11 mm。

图 5-6-29 为病灶横切面，病灶呈不规则形，非平行生长，边缘不完整，可见模糊、成角、细分叶，内部呈低回声，未见明显钙化，后方回声衰减，周围结构未见扭曲。病灶周围高回声晕为病灶推压腺体与低回声脂肪形成对比所致。

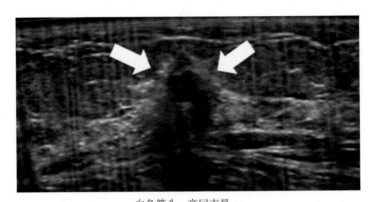

白色箭头：高回声晕。

图 5-6-29　病灶横切面

图 5-6-30 为病灶冠状面，可见病灶周围有连续高回声晕。

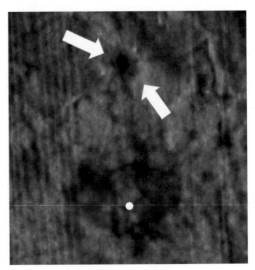

白色箭头：高回声晕；白色圆点：乳头位置。

图 5-6-30　病灶冠状面

综合病灶横切面及冠状面图像特征，诊断为 BI-RADS 分类 4B。病理结果：腺病。

【病例 16】患者，42 岁女性，均匀脂肪背景，在左乳 12 点方向，距乳头 68 mm、体表 6 mm 处可见一个肿块型病变，最大径约 9 mm。

图 5-6-31 为病灶横切面，可见病灶呈椭圆形，平行生长，边缘完整，内部呈低回声，未见明显钙化，后方回声无明显改变，周围结构未见扭曲。病灶周围高回声晕为病灶推压腺体与低回声脂肪形成对比所致。

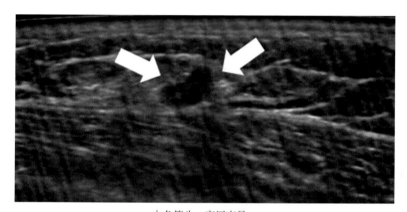

白色箭头：高回声晕。

图 5-6-31 病灶横切面

图 5-6-32 为病灶冠状面，可见病灶周围有连续高回声晕。

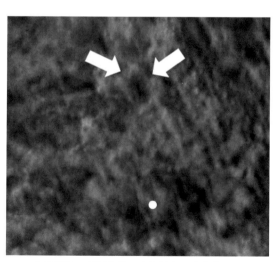

白色箭头：高回声晕；白色圆点：乳头位置。

图 5-6-32 病灶冠状面

综合病灶横切面及冠状面图像特征，诊断为 BI-RADS 分类 3。病理结果：腺病。

【**病例 17**】患者，48 岁女性，均匀腺体背景，在左乳 11 点方向，距乳头 18 mm、体表 8 mm 处可见一个肿块型病变，最大径约 11 mm。

图 5-6-33 病灶横切面，可见病灶呈不规则形，平行生长，边缘不完整，内部呈低回声，未见明显钙化，后方回声衰减，周围结构未见扭曲。病灶周围高回声晕为病灶推压腺体与低回声脂肪形成对比所致。

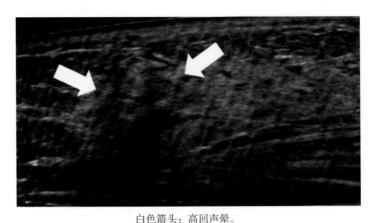

白色箭头：高回声晕。

图 5-6-33　病灶横切面

图 5-6-34 为病灶冠状面，可见病灶周围有汇聚征。

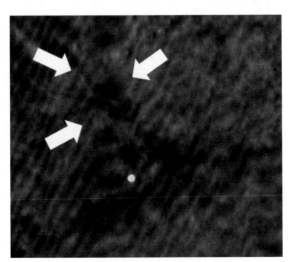

白色箭头：汇聚征；白色圆点：乳头五位置。

图 5-6-34　病灶冠状面

综合病灶横切面及冠状面图像特征，诊断为 BI-RADS 分类 4B。病理结果：腺病。

【**病例 18**】患者，30 岁女性，均匀腺体背景，在左乳 11 点方向，距乳头 21 mm、体表 4 mm 处可见一个肿块型病变，最大径约 50 mm。

图 5-6-35 为病灶横切面，可见病灶呈不规则形，平行生长，边缘不完整，可见模糊、成角、细分叶改变，内部呈低回声，病灶内部可见多发散在微小钙化点，后方回声无明显改变，周围结构明显扭曲。

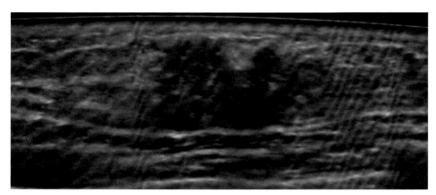

图 5-6-35　病灶横切面

图 5-6-36 为病灶冠状面，可见病灶周围有汇聚征。

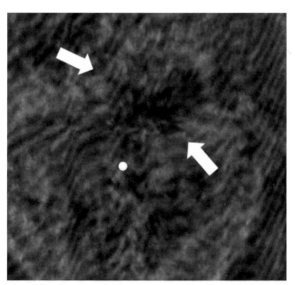

白色箭头：汇聚征；白色圆点：乳头位置。

图 5-6-36　病灶冠状面

综合病灶横切面及冠状面图像特征，诊断为 BI-RADS 分类 4C。病理结果：腺病。

第七节　非典型增生

【病例】患者，39 岁女性，均匀腺体背景，在左乳 2 点方向，距乳头 41 mm（腺体边缘）、体表 6 mm 处可见一个肿块型病变，最大径约 11 mm。

图 5-7-1 为病灶横切面，可见病灶呈不规则形，非平行生长，边缘不完整，有模糊、成角改变，内部呈低回声，未见明显钙化，后方回声衰减，周围结构可见扭曲。

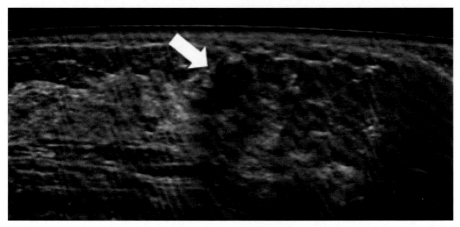

图 5-7-1　病灶横切面

图 5-7-2 为病灶冠状面，在左乳 2 点方向可见病灶，无明显特殊征象。

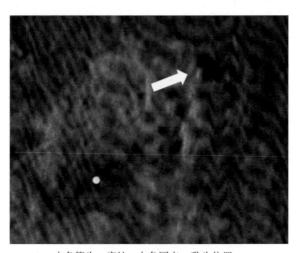

白色箭头：病灶；白色圆点：乳头位置。
图 5-7-2　病灶冠状面

综合病灶横切面及冠状面图像特征，诊断为 BI-RADS 分类 4B。病理结果：非典型增生（ADH）。

第八节 小叶原位癌

【病例 1】患者，39 岁女性，均匀腺体背景，在右乳 8 点方向，距乳头 16 mm、体表 8 mm 可见一个非肿块型病变，最大径约 31 mm。

图 5-8-1 为病灶横切面，可见病灶呈片状低回声区，病灶内部未见明显钙化，后方回声无明显改变，周围结构未见扭曲。

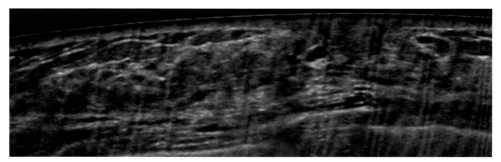

图 5-8-1 病灶横切面

图 5-8-2 为病灶冠状面，可见右乳 8 点方向有非肿块型病变，冠状面无明显特殊征象。

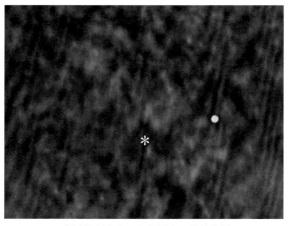

*：非肿块型病变；白色圆点：乳头位置。

图 5-8-2 病灶冠状面

综合病灶横切面及冠状面图像特征，诊断为 BI-RADS 分类 4B。病理结果：小叶原位癌。

【**病例 2**】患者，41 岁女性，均匀腺体背景，右乳可见多个肿块型病变，分别位于 12 点（2 个）、6 点、8 点方向，最大者长径约 18 mm。

病灶 1，呈不规则形，非平行生长，边缘不完整，可见细分叶改变，内部呈不均匀回声，未见明显钙化，后方回声稍衰减，周围结构明显可见扭曲（图 5-8-3A）。

病灶 2，呈不规则形，非平行生长，边缘不完整，可见模糊、成角改变，内部呈低回声，未见明显钙化，后方回声稍衰减，周围结构明显可见扭曲（图 5-8-3B）。

病灶 3，呈不规则形，非平行生长，边缘不完整，可见模糊、成角改变，内部呈低回声，未见明显钙化，后方回声稍衰减，周围结构明显可见扭曲（图 5-8-3C）。

病灶 4，呈不规则形，非平行生长，边缘不完整，可见模糊、成角改变，内部呈低回声，未见明显钙化，后方回声稍衰减，周围结构明显可见扭曲（图 5-8-3D）。

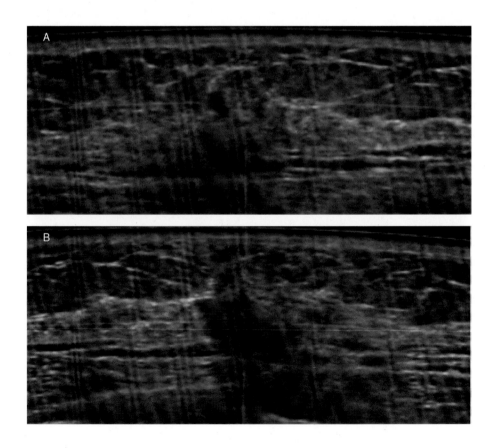

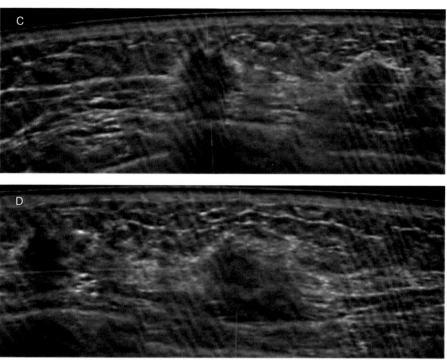

图 5-8-3　病灶横切面

图 5-8-4A 可见乳 12 点处肿块（病灶 1）周围有汇聚征（不典型）；图 5-8-3B 可见乳 12 点处肿块（病灶 2）周围有典型汇聚征，8 点处肿块（病灶 3）、6 点肿块（病灶 4）形态不规则，边缘可见成角改变。

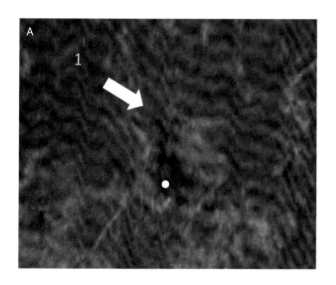

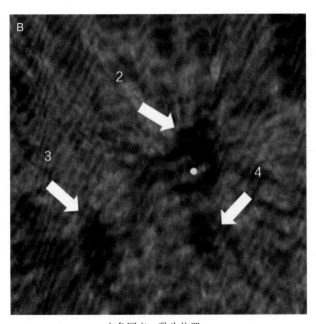

白色圆点：乳头位置。

图 5-8-4　病灶冠状面

综合病灶横切面及冠状面图像特征，诊断为 BI-RADS 分类 5。病理结果：小叶原位癌。

第六章　乳腺恶性病变

第一节　浸润性导管癌

【病例1】患者，38岁女性，均匀腺体背景，左侧乳腺2点方向，距离乳头约54 mm、体表约11 mm可见一个非肿块型病变，最大范围约29 mm。

图6-1-1为病灶横切面，可见病灶呈不规则形，平行生长，与周围乳腺组织延续，边缘不完整，内部回声不均匀，后方回声无明显改变。

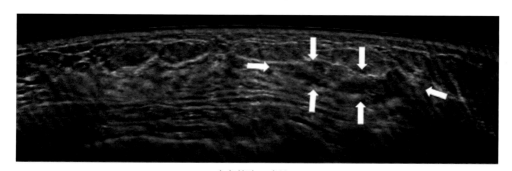

白色箭头：病灶。

图6-1-1　病灶横切面

图6-1-2为病灶冠状面，病灶范围较大，沿着导管走行，病灶旁可见跳跃征。

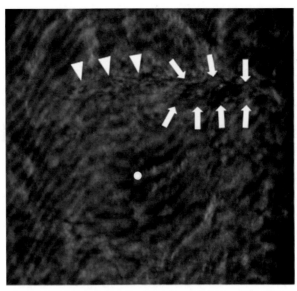

白色箭头：病灶；白色三角：跳跃征；白色圆点：乳头位置。

图 6-1-2　病灶冠状面

综合病灶横切面及冠状面图像特征，诊断为 BI-RADS 分类 4A。病理结果：浸润性导管癌 I 级。

【病例 2】患者，64 岁女性，均匀腺体背景，右侧乳腺 10 点方向，距离乳头约 66 mm、体表约 4 mm 处可见一个肿块型病变，最大径约 15 mm。

图 6-1-3 为病灶横切面，可见病灶形态不规则，呈纵向生长，边缘不完整，有模糊改变，内部呈低回声，可见一个强回声点，后方回声衰减。周围结构扭曲，Cooper's 韧带僵直。

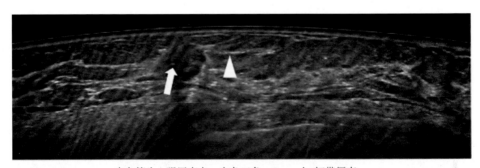

白色箭头：强回声点；白色三角：Cooper's 韧带僵直。

图 6-1-3　病灶横切面

图 6-1-4 为病灶冠状面，病灶周围可见典型汇聚征。

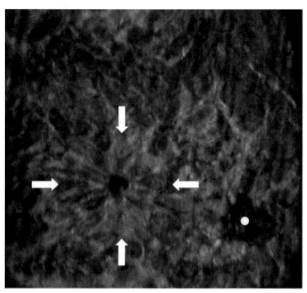

白色箭头：汇聚征；白色圆点：乳头位置。

图 6-1-4　病灶冠状面

根据病灶横切面特征，可判读为 BI-RADS 分类 4C，联合冠状面图像特征，该病灶最终诊断为 BI-RADS 分类 5。病理结果：浸润性导管癌 Ⅱ 级。

【病例 3】患者，51 岁女性，均匀腺体背景，右侧乳腺 11 点方向，距乳头约 47 mm、体表约 9 mm 处可见一肿块型病变，最大径约 17 mm。

图 6-1-5 为病灶横切面，可见病灶呈不规则形，平行生长，边缘不完整，可见细分叶改变，病灶内部呈低回声，可见多个强回声点，簇状分布，后方回声可见局部增强、衰减，呈复合征象，周围结构扭曲，Cooper's 韧带受牵拉、僵直。

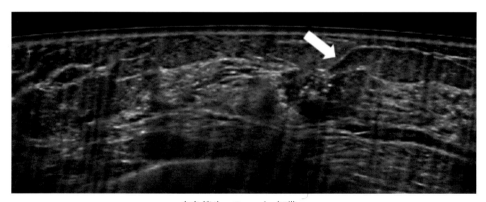

白色箭头：Cooper's 韧带。

图 6-1-5　病灶横切面

图 6-1-6 为病灶冠状面，可见病灶周围汇聚征明显，病灶左上方可见导管扩张，范围显示清楚。

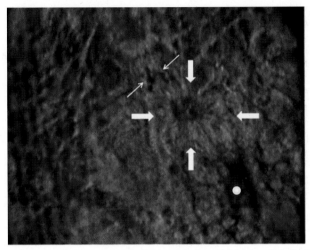

白色粗箭头：汇聚征；白色细箭头：导管扩张；白色圆点：乳头位置。

图 6-1-6 病灶冠状面

综合病灶横切面及冠状面图像特征，诊断为 BI-RADS 分类 5。病理结果：浸润性导管癌Ⅱ级。

【病例 4】患者，50 岁女性，均匀腺体背景，在右侧乳腺 3 点方向，距离乳头约 43 mm、体表约 13 mm 可见一肿块型病变。

图 6-1-7 为病灶横切面，可见病灶呈不规则形，纵向生长，边缘不完整，有模糊、成角、毛刺改变，内部呈低回声，可见强回声点，后方回声衰减，周围结构扭曲。

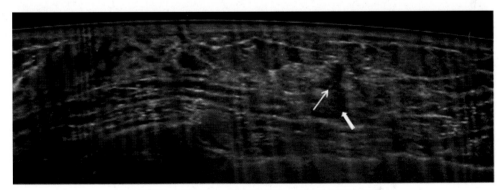

白色细箭头：强回声点；白色粗箭头：病灶后方回声衰减。

图 6-1-7 病灶横切面

图6-1-8为病灶冠状面，可见病灶不规则形，边缘不完整，可见汇聚征，易于辨认。

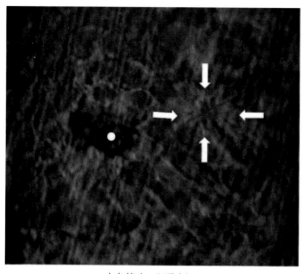

白色箭头：汇聚征。

图 6-1-8　病灶冠状面

综合病灶横切面及冠状面图像特征，诊断为 BI-RADS 分类 4C。病理结果：浸润性导管癌 II 级。

【病例5】患者，40 岁女性，均匀腺体背景，左乳 12 点钟方向，距离乳头约 26 mm、体表约 2 mm 处可见一个肿块型病变，最大径约 10 mm。

图 6-1-9 为病灶横切面，可见病灶不规则形，边缘不完整，有成角、细分叶改变，内部呈低回声，可见一个强回声点，后方回声无明显改变。

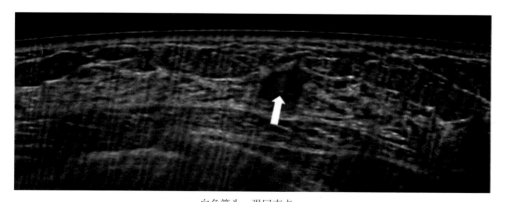

白色箭头：强回声点。

图 6-1-9　病灶横切面

图6-1-10为病灶冠状面，在病灶周围探及汇聚征。

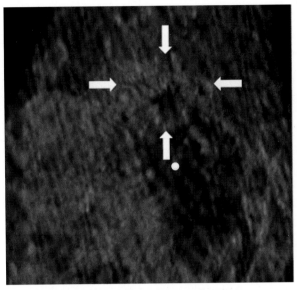

白色箭头：汇聚征；白色圆点：乳头位置。

图6-1-10　病灶冠状面

综合病灶横切面及冠状面图像特征，诊断为BI-RADS分类4C。病理结果：浸润性导管癌Ⅱ级。

【病例6】患者，64岁女性，均匀腺体背景，左侧乳腺2点方向，距离乳头约14 mm、体表约7 mm处可见一个肿块型病变，最大径约16 mm。

图6-1-11为病灶横切面，病灶呈不规则形，非平行生长，边缘不完整，可见成角、细分叶、毛刺等改变，内部呈低回声，后方回声无明显改变，周围结构扭曲。

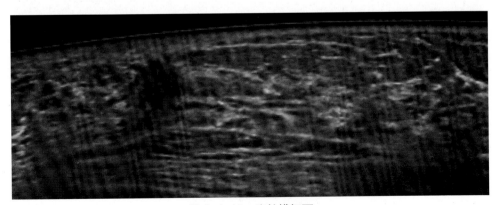

图6-1-11　病灶横切面

图 6-1-12 为病灶冠状面，病灶位于乳头旁，周围可见典型汇聚征。

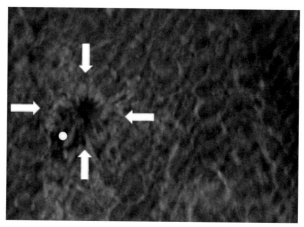

白色箭头：汇聚征；白色圆点：乳头位置。
图 6-1-12　病灶冠状面

综合病灶横切面及冠状面图像特征，诊断为 BI-RADS 分类 4C，病理结果：浸润性导管癌Ⅱ级。

【病例 7】患者，42 岁女性，不均匀腺体背景，左侧乳腺 7 点方向，距离乳头约 74 mm、体表约 9 mm 处可见一个肿块型病变，最大径约 34 mm。

图 6-1-13 为病灶横切面，病灶呈不规则形，平行生长，边缘不完整，可见模糊、成角、细分叶改变，周围可见高回声晕、结构扭曲，病灶内部呈低回声，后方回声无明显改变。

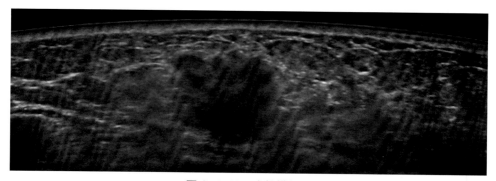

图 6-1-13　病灶横切面

图 6-1-14 为病灶冠状面，可见病灶边缘模糊，有不连续的高回声晕，病灶旁可见跳跃征。

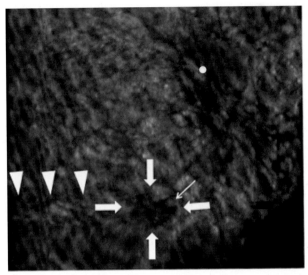

白色粗箭头：病灶；白色细箭头：高回声晕；白色圆点：乳头位置。
图 6-1-14　病灶冠状面

综合病灶横切面及冠状面图像特征，诊断为 BI-RADS 分类 5。病理结果：浸润性导管癌 II 级。

【病例 8】患者，40 岁女性，均匀脂肪背景，左侧乳腺 9 点方向，距离乳头约 39 mm、体表约 4 mm 处可见一个肿块型病变，最大径约 16 mm。

图 6-1-15 为病灶横切面，病灶呈不规则形，平行生长，边缘不完整，可见成角、细分叶改变，内部呈均匀低回声，后方回声无改变。

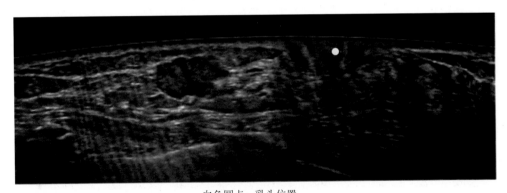

白色圆点：乳头位置。
图 6-1-15　病灶横切面

图 6-1-16 为病灶冠状面，病灶周围可见汇聚征、不连续的低回声晕。

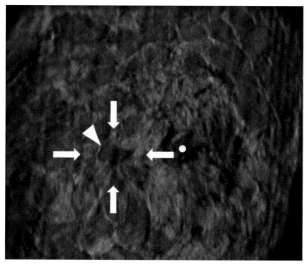

白色箭头：汇聚征；白色三角：低回声晕；白色圆点：乳头位置。

图 6-1-16　病灶冠状面

综合病灶横切面及冠状面图像特征，诊断为 BI-RADS 分类 4C。病理结果：浸润性导管癌Ⅱ级。

【病例9】患者，39 岁女性，均匀腺体背景，在右侧乳腺 10 点方向，距离乳头约 65 mm、体表约 10 mm 可见一肿块型病变，最大径约 28 mm。

图 6-1-17 为病灶横切面，病灶呈不规则形，平行生长，边缘不完整，可见模糊、成角、细分叶、毛刺等改变，病灶内部回声不均匀，后方回声衰减，周围结构扭曲，Cooper's 韧带受牵拉、僵直。

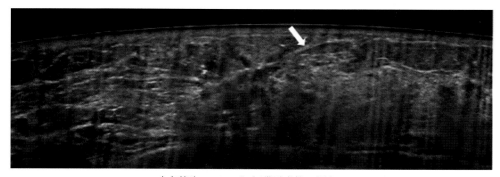

白色箭头：Cooper's 韧带受牵拉、僵直。

图 6-1-17　病灶横切面

图 6-1-18 为病灶冠状面，病灶周围可见汇聚征、跳跃征。

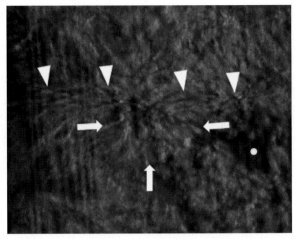

白色箭头：汇聚征；白色三角：跳跃征；白色圆点：乳头位置。

图 6-1-18　病灶冠状面

综合病灶横切面及冠状面图像特征，诊断为 BI-RADS 分类 5。病理结果：浸润性导管癌 II 级。

图 6-1-19A 为病灶冠状面，可见腋窝肿大淋巴结，因局限于扫查范围，ABUS 一般不能显示腋窝淋巴结，仅在腋窝淋巴结肿大并且位于腋窝下缘时，可以显示部分肿大淋巴结，多位于图像的边缘。

图 6-1-19B 为图 6-1-19A 对应的横切面，显示该淋巴结呈椭圆形，淋巴门偏心移位，皮质增厚。

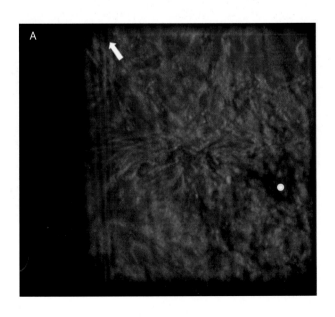

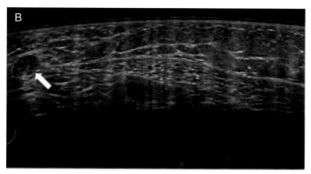

白色箭头：腋窝肿大淋巴结；白色圆点：乳头位置。

图 6-1-19　病灶冠状面

【**病例 10**】患者，51 岁女性，均匀腺体背景，右侧乳腺 10 点方向，距离乳头约 62 mm、体表约 6 mm 可见一个肿块型病变，最大径约 23 mm。

图 6-1-20 为病灶横切面，病灶呈不规则形，平行生长，边缘不完整，可见模糊、细分叶改变，内部呈低回声，后方回声无明显改变。

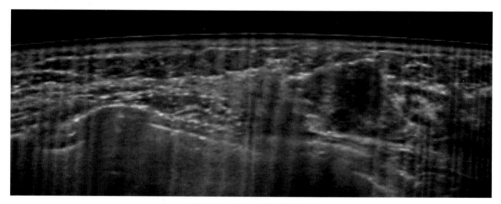

图 6-1-20　病灶横切面

图 6-1-21 为病灶冠状面，病灶周围有汇聚征、跳跃征。

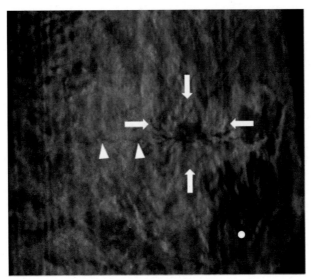

白色箭头：汇聚征；白色三角：跳跃征；白色圆点：乳头位置。

图 6-1-21　病灶冠状面

综合病灶横切面及冠状面图像特征，诊断为 BI-RADS 分类 4C。病理结果：浸润性导管癌 II 级。

【病例 11】患者，66 岁女性，不均匀腺体背景，左侧乳腺 4 点方向，距离乳头约 18 mm、体表约 8 mm，可见一个肿块型病灶，最大径约 21 mm。

图 6-1-22 为病灶横切面，病灶呈不规则形，边缘不完整，可见模糊、成角、细分叶改变，内部回声不均匀，后方回声衰减，周围结构扭曲。

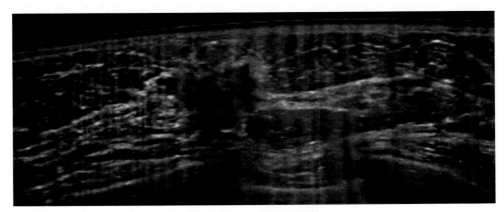

图 6-1-22　病灶横切面

图 6-1-23 为病灶冠状面，可见该病灶周围有汇聚征。

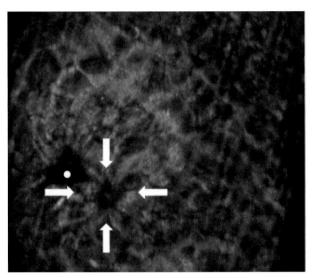

白色箭头：汇聚征；白色圆点：乳头位置。

图 6-1-23　病灶冠状面

综合病灶横切面及冠状面特征，诊断为 BI-RADS 分类 5。病理结果：浸润性导管癌 II 级。

【病例 12】患者，68 岁女性，均匀腺体背景，右侧乳腺 12 点方向，距离乳头约 45 mm、体表约 10 mm 处可见一个肿块型病变，最大径约 13 mm。

图 6-1-24 为病灶横切面，病灶呈不规则形，平行生长，边缘不完整，可见模糊、成角、毛刺改变，内部呈低回声，后方回声衰减，周围结构扭曲。

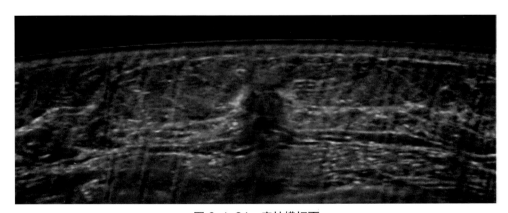

图 6-1-24　病灶横切面

图 6-1-25 为病灶冠状面，病灶周围有典型汇聚征及不连续高回声晕。

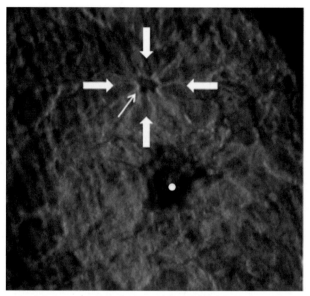

白色粗箭头：汇聚征；白色细箭头：高回声晕；白色圆点：乳头位置。

图 6-1-25　病灶冠状面

综合病灶横切面及冠状面特征，诊断为 BI-RADS 分类 5。病理结果：浸润性导管癌 Ⅱ 级。

【病例 13】患者，54 岁女性，右侧乳腺 2 点钟方向，距离乳头约 42 mm，距离体表约 15 mm 处可见一个肿块型病变，最大径约 14 mm。

图 6-1-26 为病灶横切面，病灶呈不规则形，非平行生长，边缘不完整，可见成角、细分叶改变，内部呈低回声，后方回声衰减，周围结构扭曲，Cooper's 韧带夹角增大。该病灶需与 Cooper's 韧带产生衰减做鉴别。

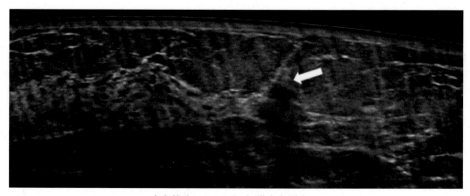

白色箭头：Cooper's 韧带夹角增大。

图 6-1-26　病灶横切面

图 6-1-27 为病灶冠状面，未见明显特殊征象。

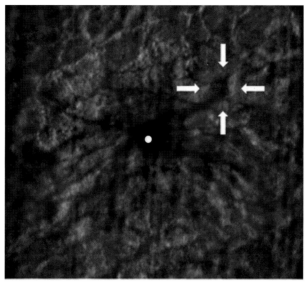

白色箭头：病灶；白色圆点：乳头位置。

图 6-1-27　病灶冠状面

综合病灶横切面及冠状面图像特征，诊断为 BI-RADS 分类 4C。病理结果：浸润性导管癌Ⅱ级。

【病例 14】患者，52 岁女性，不均匀背景，右侧乳腺 1 点钟方向，距离乳头约 61 mm、体表约 6 mm 处可见一个肿块型病变，最大径约 14 mm。

图 6-1-28 为病灶横切面，病灶呈不规则形，非平行生长，边缘不完整，可见模糊、成角改变，内呈均匀低回声，后方回声无明显改变。

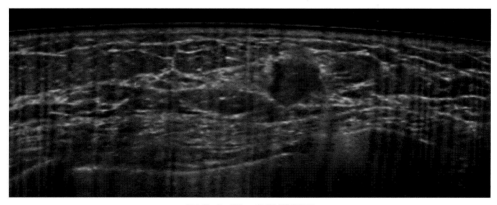

图 6-1-28　病灶横切面

图 6-1-29 为病灶冠状面，病灶周边有汇聚征、跳跃征及连续的高回声晕。

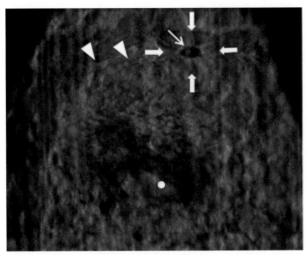

白色粗箭头：汇聚征；白色三角：跳跃征；白色细箭头：高回声晕；白色圆点：乳头位置。

图 6-1-29　病灶冠状面

综合病灶横切面及冠状面图像特征，诊断为 BI-RADS 分类 4C。病理结果：浸润性导管癌 II 级。

【**病例 15**】患者，30 岁女性，均匀腺体背景，左侧乳腺 2 点方向，距离乳头约 75 mm、体表约 8 mm 处可见一个肿块型病变，最大径约 30 mm。

图 6-1-30 为病灶横切面，病灶呈不规则形，平行生长，边缘不完整，可见模糊、细分叶改变，内部呈低回声，后方回声衰减，周围结构扭曲。

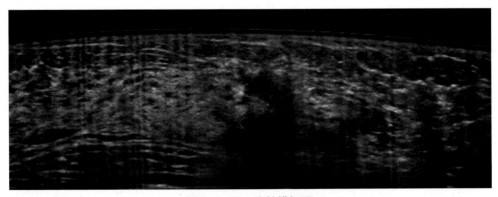

图 6-1-30　病灶横切面

图 6-1-31 为病灶冠状面，病灶周围有汇聚征、跳跃征。

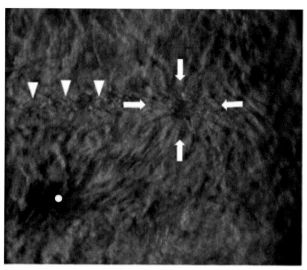

白色箭头：汇聚征；白色三角：跳跃征；白色圆点：乳头位置。

图 6-1-31　病灶冠状面

综合病灶横切面及冠状面图像特征，诊断为 BI-RADS 分类 5，病理结果：浸润性导管癌Ⅱ级。

【病例 16】患者，36 岁女性，均匀腺体背景，右侧乳腺 11 点方向，距离乳头约 45 mm、体表 3 mm 处可见一个肿块型病变，最大径约 39 mm。

图 6-1-32 为病灶横切面，病灶呈不规则形，边缘不完整，可见成角、细分叶改变，内回声不均匀，后方回声增强，周围结构扭曲。

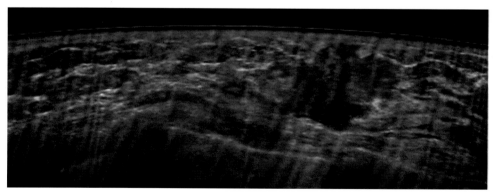

白色箭头：病灶；白色圆点：乳头位置。

图 6-1-32　病灶横切面

图 6-1-33 为病灶冠面，病灶局部可见汇聚征、跳跃征。

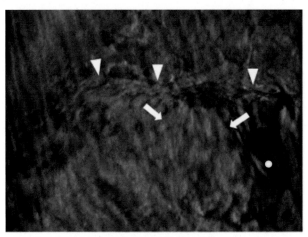

白色箭头：汇聚征；白色三角：跳跃征；白色圆点：乳头位置。
图 6-1-33　病灶冠状面

综合病灶横切面及冠状面图像特征，诊断为 BI-RADS 分类 5 类。病理结果：浸润性导管癌Ⅱ级。

【病例 17】患者，46 岁女性，均匀腺体背景，在右侧乳腺 3 点方向，距离乳头约 15 mm、体表 7 mm 处可见一个肿块型病变，最大径约 12 mm。

图 6-1-34 为病灶横切面，病灶呈不规则形，非平行生长，边缘不完整，可见模糊、成角、细分叶、毛刺改变，内呈低回声，后方回声衰减，周围结构扭曲。

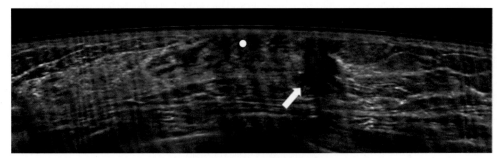

图 6-1-34　病灶横切面

图 6-1-35 为病灶冠状面，显示病灶周围有典型汇聚征。

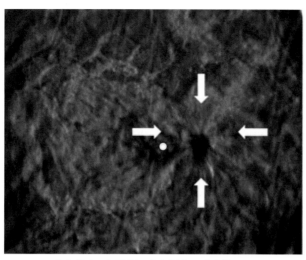

白色箭头：汇聚征；白色圆点：乳头位置。

图 6-1-35 病灶冠状面

综合病灶横切面及冠状面图像特征，诊断为 BI-RADS 分类 5。病理结果：浸润性导管癌Ⅱ级。

【病例 18】患者，56 岁女性，均匀脂肪背景，在左侧乳腺 2 点钟方向，距离乳头约 47 mm，距离体表约 10 mm 处，可见一个肿块型病变，最大径约 19 mm。

图 6-1-36 为病灶横切面，显示病灶形态不规则，平行生长，边缘不完整，可见模糊、成角、细分叶改变，内部呈低回声，未见强回声点，后方回声衰减，周围结构扭曲。

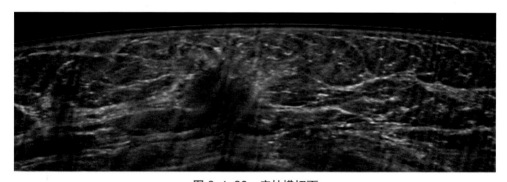

图 6-1-36 病灶横切面

图 6-1-37 为病灶冠状面，显示病灶周围可见明显汇聚征。

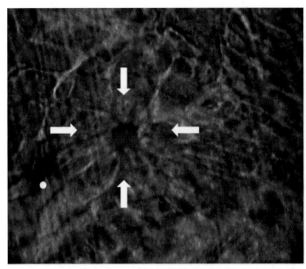

白色箭头：汇聚征；白色圆点：乳头位置。

图 6-1-37　病灶冠状面

综合病灶横切面及冠状面图像特征，诊断为 BI-RADS 分类：5。病理结果：浸润性导管癌Ⅲ级。

【病例 19】患者，65 岁女性，均匀腺体背景，在右侧乳腺 2 点方向，距离乳头约 25 mm、体表约 2 mm 处可见一肿块型病变，最大径约 25 mm。

图 6-1-38 为病灶横切面，病灶呈不规则形，平行生长，边缘不完整，可见模糊、细分叶改变，内部呈不均匀回声，后方回声无明显改变。

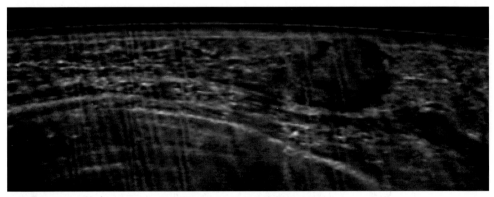

图 6-1-38　病灶横切面

图 6-1-39 为病灶冠状面，显示病灶局部可见汇聚征、跳跃征、周围可见不连续的高回声晕。

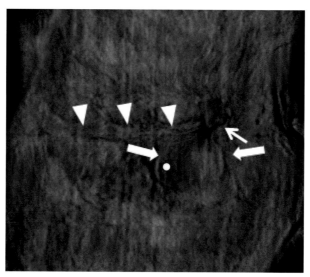

白色粗箭头：汇聚征；白色三角：跳跃征；白色细箭头：高回声晕；白色圆点：乳头位置。

图 6-1-39 病灶冠状面

综合病灶横切面及冠状面图像特征，诊断为 BI-RADS 分类 4C。病理结果：浸润性导管癌Ⅲ级。

【病例 20】患者，51 岁女性，均匀腺体背景，在右侧乳腺 8 点方向，距离乳头约 36 mm、体表约 3 mm 可见一个肿块型病变，最大径约 14 mm。

图 6-1-40 为病灶横切面，显示病灶呈不规则形，平行生长，边缘不完整，可见成角改变，内部呈均匀低回声，后方回声增强。

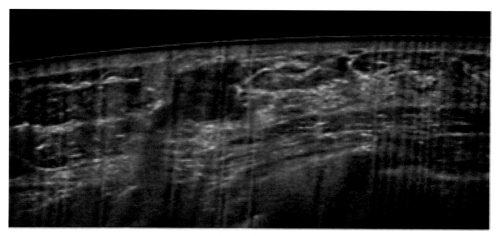

图 6-1-40 病灶横切面

图6-1-41为病灶冠状面，显示病灶周围有不连续的低回声晕。

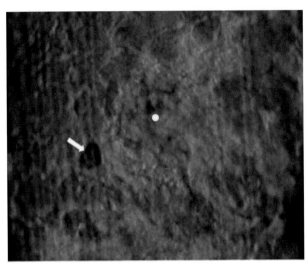

白色箭头：低回声晕；白色圆点：乳头位置。

图 6-1-41　病灶冠状面

综合病灶横切面及冠状面图像特征，诊断为 BI-RADS 分类 4B。病理结果：浸润性导管癌Ⅲ级。

【**病例 21**】患者，44 岁女性，均匀腺体背景，在左侧乳腺 1 点方向，距离乳头约 43 mm、体表约 4 mm 处可见一个肿块型病变，最大径约 18 mm。

图6-1-42为病灶横切面，显示该病灶呈不规则形，纵向生长，边缘不完整，可见成角、细分叶改变，内部呈低回声，可见强回声点，后方回声稍增强。

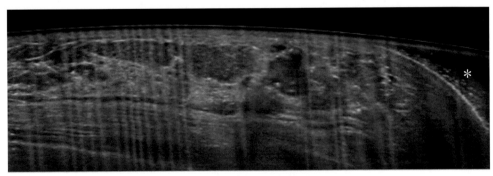

*：添加的耦合剂，目的是让探头贴合皮肤。

图 6-1-42　病灶横切面

图 6-1-43 为病灶冠状面，显示该病灶周围有不连续的高回声晕。

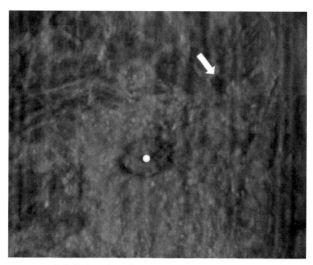

白色箭头：高回声晕；白色圆点：乳头位置。

图 6-1-43 病灶冠状面

综合病灶横切面及冠状面特征，诊断为：BI-RADS 分类 5。病理结果：浸润性导管癌Ⅲ级。

【病例 22】患者，51 岁女性，均匀脂肪背景，在右侧乳腺 11 点方向，距离乳头约 79 mm、体表约 5 mm 处可见一个肿块型病变，最大径约 30 mm。

图 6-1-44 为病灶横切面，病灶呈椭圆形，边缘不完整，可见成角改变，内呈低回声，后方回声增强。

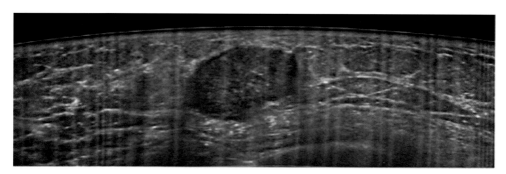

图 6-1-44 病灶横切面

图 6-1-45 为病灶冠状面，显示病灶周围有不连续的低回声晕。

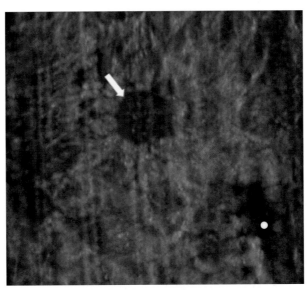

白色箭头：低回声晕；白色圆点：乳头位置。

图 6-1-45　病灶冠状面

综合病灶横切面及冠状面图像特征，诊断为 BI-RADS 分类 4B。病理结果：浸润性导管癌Ⅲ级。

【病例 23】患者，53 岁女性，均匀腺体背景。在右侧乳腺 12 点方向，距离乳头约 54 mm、体表约 4 mm 处可见一个肿块型病变，最大径约 29 mm。

图 6-1-46 为病灶横切面，病灶呈不规则形，平行生长，边缘不完整，可见模糊、成角、细分叶、毛刺改变，内回声不均匀，后方回声增强。病灶左旁衰减区域为压力不足，探头未能很好压紧腺体产生的衰减。

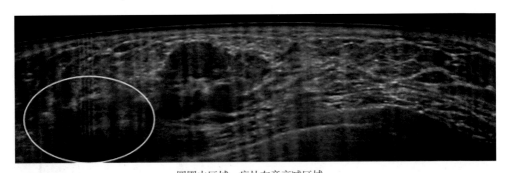

圆圈内区域：病灶左旁衰减区域。

图 6-1-46　病灶横切面

图 6-1-47 为病灶冠状面，可见病灶周围有跳跃征。

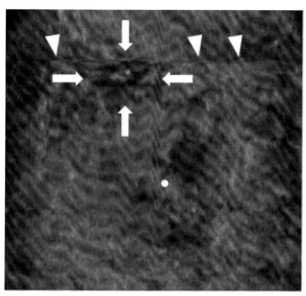

白色箭头：病灶；白色三角：跳跃征；白色圆点：乳头位置。

图 6-1-47　病灶冠状面

综合病灶横切面及冠状面图像特征，诊断为 BI-RADS 分类 4C，病理结果：浸润性导管癌Ⅲ级。

【病例 24】患者，46 岁女性，在右侧乳腺 2 点方向，距离乳头约 30 mm、体表约 5 mm 处可见一个肿块型病变，最大径约 20 mm。

图 6-1-48 为病灶横切面，可见病灶呈椭圆形，平行生长，边缘不完整，可见模糊、成角改变，内呈低回声，后方回声增强。图中可见低回声及后方衰减区域，系探头压力不足所致；需要多个切面相互补充观察，避免漏诊和误诊。

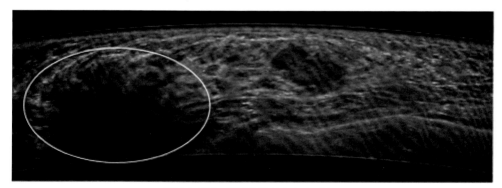

圆圈内区域：低回声及后方衰减区域。

图 6-1-48　病灶横切面

图 6-1-49 为病灶冠状面，显示病灶周围有不连续的低回声晕（白箭头）及"跳跃征"（白色三角）。

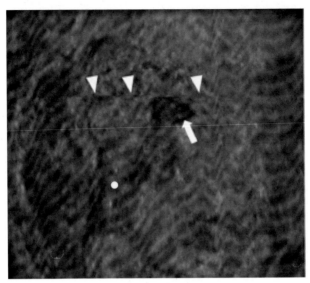

白色箭头：低回声晕；白色三角：跳跃征；白色圆点：乳头位置。

图 6-1-49　病灶冠状面

综合病灶横切面及冠状面图像特征，诊断为 BI-RADS 分类 4B。病理结果：浸润性导管癌Ⅲ级。

【**病例 25**】患者，54 岁女性，均匀脂肪背景，在右侧乳腺 6 点方向，距离乳头约 40 mm、体表约 11 mm 处可见一个肿块型病变，最大径约 28 mm。

图 6-1-50 为病灶横切面，病灶呈不规则形，平行生长，边缘不完整，可见模糊、成角、细分叶改变，内呈不均匀回声，后方回声无改变，周围结构扭曲。

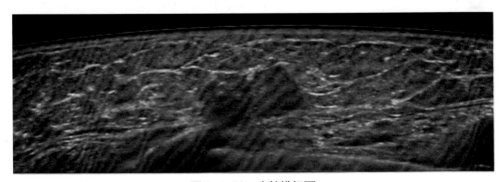

图 6-1-50　病灶横切面

图 6-1-51 为病灶冠状面，可见病灶周围有跳跃征。

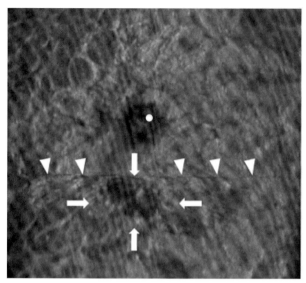

白色箭头：病灶；白色三角：跳跃征；白色圆点：乳头位置。
图 6-1-51　病灶冠状面

综合病灶横切面及冠状面图像特征，诊断为 BI-RADS 分类 4C。病理结果：浸润性导管癌Ⅲ级。

【病例 26】患者，49 岁女性，不均匀背景，在左侧乳腺 7 点方向，距离乳头约 10 mm、体表约 2 mm 处可见一个肿块型病变，最大径约 29 mm。

图 6-1-52 为病灶横切面，显示病灶呈不规则形，平行生长，边缘不完整，可见成角、细分叶改变，内呈低回声，后方回声增强，周围结构扭曲。

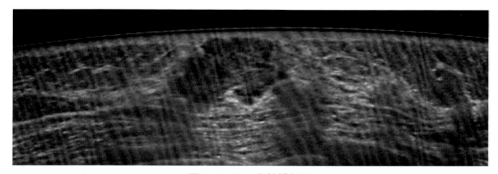

图 6-1-52　病灶横切面

图 6-1-53 为病灶冠状面，可见病灶周围有不连续的低回声晕及连续的高回声晕。

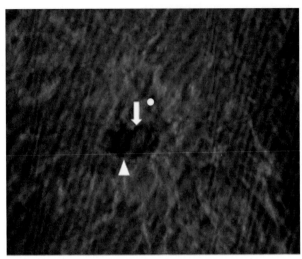

白色箭头：低回声晕；白色三角：高回声晕；白色圆点：乳头位置。

图 6-1-53 病灶冠状面

综合病灶横切面及冠状面图像特征，诊断为 BI-RADS 分类 5。病理结果：浸润性导管癌Ⅲ级。

【病例 27】患者，35 岁女性，在右侧乳腺 10 点方向，距离乳头约 59 mm、体表 8 mm 处可见一个肿块型病变，最大径约 14 mm。

图 6-1-54 为病灶横切面，病灶呈不规则形，非平行生长，边缘不完整，可见细分叶，内呈低回声，后方回声增强。

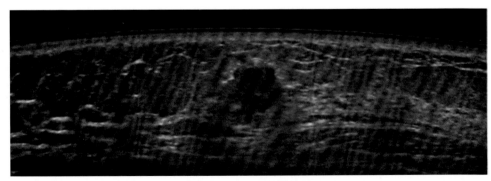

图 6-1-54 病灶横切面

图 6-1-55 为病灶冠状面，可见病灶局部有汇聚征及不连续的高回声晕。

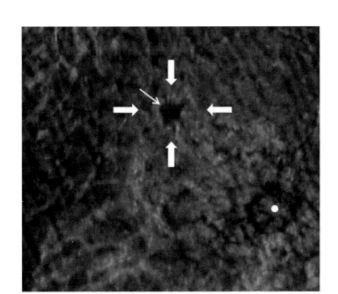

白色粗箭头：汇聚征；白色细箭头：高回声晕；白色圆点：乳头位置。

图 6-1-55　病灶冠状面

根据病灶横切面特征，可判读为 BI-RADS 分类 4C，联合冠状面图像特征，该病灶最终 BI-RADS 分类 5，病理结果：浸润性导管癌Ⅲ级。

【**病例 28**】患者，43 岁女性，不均匀背景，在右侧乳腺 1 点方向，距离乳头约 73 mm、体表 7 mm 处可见一个肿块型病变，最大径约 10 mm。

图 6-1-56 为病灶横切面，病灶呈不规则形，非平行生长，边缘不完整，可见成角改变，内呈低回声，后方回声增强。

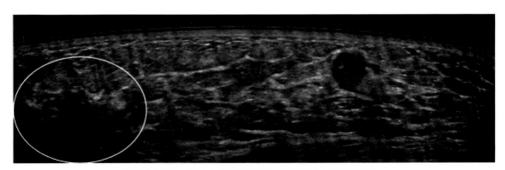

圆圈内区域：病灶左旁衰减区域，因探头加压不足所致。

图 6-1-56　病灶横切面

145

图 6-1-57 为病灶冠状面，可见病灶周围有不连续的高回声晕。

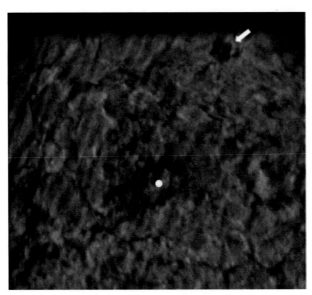

白色箭头：高回声晕；白色圆点：乳头位置。

图 6-1-57　病灶冠状面

综合病灶横切面及冠状面图像特征，诊断为 BI-RADS 分类 4C。病理结果：浸润性导管癌Ⅲ级。病灶与乳头距离较远，如果 AP 位显示不完全，可以加 SUP 位。

【病例 29】患者，46 岁女性，均匀腺体背景，在右侧乳腺 11 点方向，距离乳头约 20 mm、体表 5 mm 处可见一个肿块型病变，最大径约 48 mm。

图 6-1-58 为病灶横切面，病灶呈不规则形，平行生长，边缘不完整，可见模糊、成角、细分叶、毛刺改变，内回声不均匀，后方回声增强。

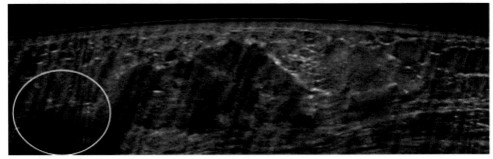

圆圈内区域：病灶左旁衰减区域，因探头加压不足所致。

图 6-1-58　病灶横切面

图6-1-59为病灶冠状面，病灶呈不规则形，局部可见汇聚征及不连续的高回声晕。

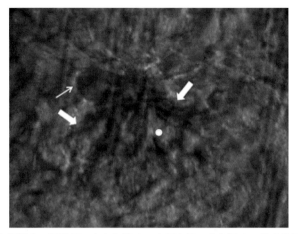

白色粗箭头：汇聚征；白色细箭头：高回声晕；白色圆点：乳头位置。

图 6-1-59　病灶冠状面

综合病灶横切面及冠状面图像特征，诊断为 BI-RADS 分类 5。病理结果：浸润性导管癌Ⅲ级。

【病例30】患者，57 岁女性，在右侧乳腺 11 点方向，距离乳头约 51 mm、体表 5 mm 处可见一个肿块型病变，最大径约 60 mm。

图 6-1-60 为病灶横切面，病灶呈椭圆形，边缘不完整，可见模糊改变，内呈囊实复合回声，见大片无回声暗区，后方回声增强。病灶隆起，为使探头与皮肤贴合，病灶两边均添加了耦合剂。

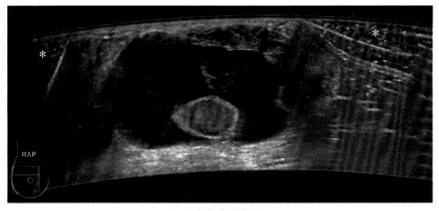

*：添加耦合剂位置。

图 6-1-60　病灶横切面

图 6-1-61 为病灶冠状面，可见病灶周围有连续高回声晕，跳跃征。

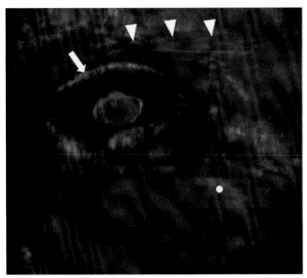

白色箭头：高回声晕；白色三角：跳跃征；白色圆点：乳头位置。

图 6-1-61　病灶冠状面

综合病灶横切面及冠状面图像特征，诊断为 BI-RADS 分类 4B。病理结果：浸润性导管癌Ⅲ级。

【病例31】患者，42 岁女性，均匀腺体背景，在右侧乳腺 10 点方向，距离乳头约 43 mm、体表 6 mm 处可见一个肿块型病变，最大径约 15 mm。

图 6-1-62 为病灶横切面，病灶呈椭圆形，平行生长，边缘不完整，可见细分叶，内呈复合囊实性回声，可见强回声点及小灶无回声，后方回声无明显改变。

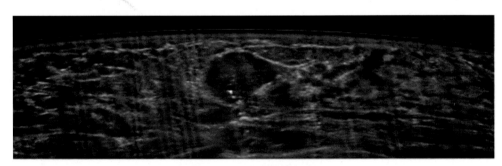

图 6-1-62　病灶横切面

图 6-1-63 为病灶冠状面，可见病灶周围有不连续的低回声晕、跳跃征。

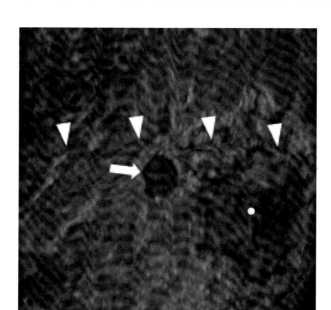

白色箭头：低回声晕；白色三角：跳跃征；白色圆点：乳头位置。

图 6-1-63　病灶冠状面

综合病灶横切面及冠状面图像特征，诊断为 BI-RADS 分类 4B。病理结果：浸润性导管癌Ⅲ级。

【病例 32】患者，34 岁女性，均匀脂肪背景，在左侧乳腺 1 点方向，距离乳头约 76 mm、体表约 3 mm 处可见一个肿块型病变，最大径约 22 mm。

图 6-1-64 为病灶横切面，病灶呈不规则形，非平行生长，边缘不完整，可见模糊、细分叶改变，内部呈低回声，后方回声衰减。周围结构扭曲，病灶向浅面累及皮肤层。

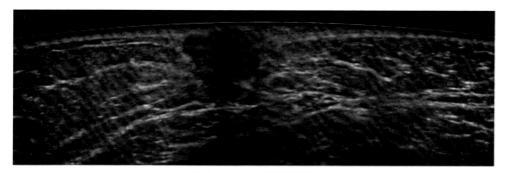

图 6-1-64　病灶横切面

图 6-1-65 为病灶冠状面，可见病灶局部有汇聚征。

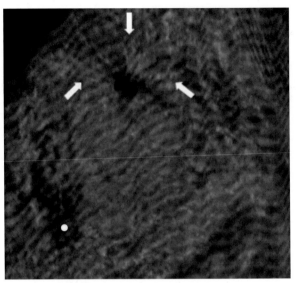

白色箭头：汇聚征；白色圆点：乳头位置。
图 6-1-65　病灶冠状面

综合病灶横切面及冠状面图像特征，诊断为 BI-RADS 分类 5。病理结果：浸润性导管癌Ⅲ级。

【病例 33】患者，41 岁女性，均匀腺体回声，在右侧乳腺 8 点方向，距离乳头约 11 mm、体表 5 mm 处可见一个非肿块型病变，最大范围约 54 mm。

图 6-1-66 为病灶横切面，病灶呈不规则形，平行生长，沿着乳腺腺体蔓延，边缘不完整，可见成角、细分叶，内呈低回声，见多发强回声点，后方回声无明显改变。

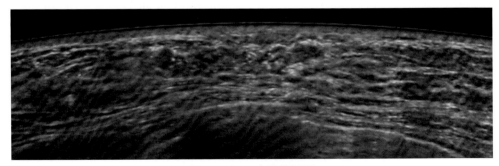

图 6-1-66　病灶横切面

图 6-1-67 为病灶冠状面，无特殊征象。

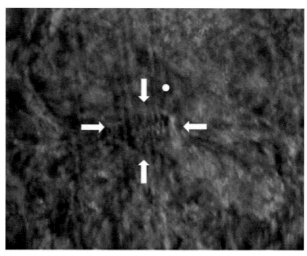

白色箭头：病灶；白色圆点：乳头位置。
图 6-1-67　病灶冠状面

综合病灶横切面及冠状面图像特征，诊断为 BI-RADS 分类 4C。病理结果：浸润性导管癌。

【病例 34】患者，66 岁女性，均匀脂肪背景，在右侧乳腺 10 点方向，距离乳头约 82 mm、体表约 5 mm，可见一个肿块型病变，最大径约 10 mm。

图 6-1-68 为病灶横切面，显示该病灶呈不规则形，纵向生长，边缘不完整，可见成角改变，内部呈低回声，后方回声无明显改变。

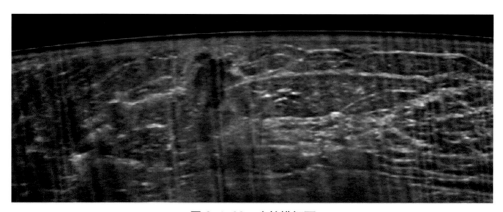

图 6-1-68　病灶横切面

图 6-1-69 为病灶冠状面，可见病灶周边有不连续高回声晕。

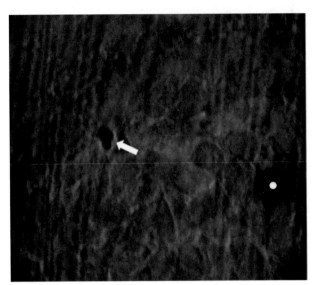

白色箭头：高回声晕；白色圆点：乳头位置。
图 6-1-69　病灶冠状面

综合病灶横切面及冠状面特征，诊断为 BI-RADS 分类 5。病理结果：浸润性导管癌Ⅱ级 + 导管内癌。

【病例 35】患者，60 岁女性，均匀腺体型，在右侧乳腺 11 点方向，距离乳头约 24 mm、体表约 13 mm 处可见一个肿块型病变，最大径约 19 mm。

图 6-1-70 为病灶横切面，病灶呈不规则形，边缘不完整，可见成角、细分叶改变，内呈低回声，后方回声衰减，周围结构扭曲。

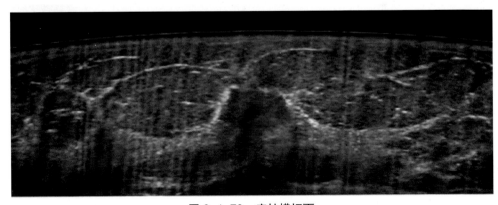

图 6-1-70　病灶横切面

图 6-1-71 为病灶冠状面，可见该病灶周围结构扭曲，且有不连续高回声晕。

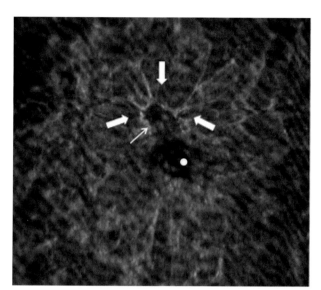

白色粗箭头：病灶周围结构扭曲；白色细箭头：高回声晕；白色圆点：乳头位置。

图 6-1-71　病灶冠状面

根据病灶横切面特征，该病灶可判读为 BI-RADS 分类 4C，综合冠状面特征最终判读为 BI-RADS 分类 5。病理结果：浸润性导管癌 Ⅱ 级 + 导管内癌。

【病例 36】患者，51 岁女性，均匀腺体背景，在右侧乳腺 11 点方向，距离乳头约 30 mm、体表约 20 mm 处，可见一个肿块型病变，最大径约 21 mm。

图 6-1-72 为病灶横切面，显示该病灶呈不规则形，边缘不完整，可见模糊、成角、细分叶，内部可见密集簇状强回声点，后方回声增强，周围结构扭曲，Cooper's 韧带僵直。

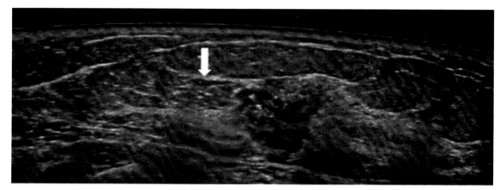

白色箭头：Cooper's 韧带僵直。

图 6-1-72　病灶横切面

图6-1-73为病灶冠状面，可见病灶周边有不连续的高回声晕

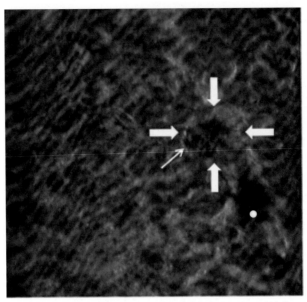

白色粗箭头：病灶；白色细箭头：高回声晕。白色圆点：乳头位置。

图6-1-73　病灶冠状面

综合病灶横切面及冠状面特征，诊断为BI-RADS分类5。病理结果：浸润性导管癌Ⅲ级＋导管内癌。

【病例37】患者，41岁女性，均匀腺体背景，在左侧乳腺12点方向，距离乳头约25 mm、体表约5 mm处可见一个非肿块型病变，最大范围约31 mm。

图6-1-74为病灶横切面，病灶呈不规则形，平行生长，边缘不完整，可见模糊、成角改变，内部呈不均匀回声，有多发强回声点，后方回声无明显改变。

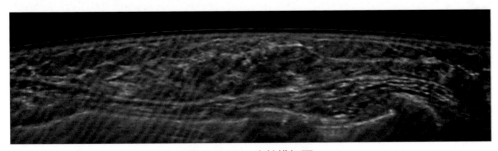

图6-1-74　病灶横切面

图 6-1-75 为病灶冠状面，病灶呈不规则形，局部可见汇聚征及跳跃征。

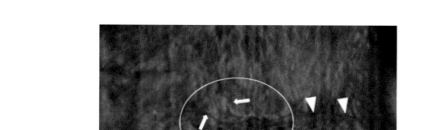

圆圈内区域：病灶；白色粗箭头：汇聚征；白色三角：跳跃征；白色圆点：乳头位置。

图 6-1-75　病灶冠状面

综合病灶横切面及冠状面图像特征，诊断为 BI-RADS 分类 5。病理结果：浸润性导管癌Ⅲ级 + 导管内癌。

【病例 38】患者，40 岁女性，均匀脂肪背景，在左侧乳腺 5 点方向，距离乳头约 40 mm、体表约 3 mm 处可见一个肿块型病变，最大径约 17 mm。

图 6-1-76 为病灶横切面，病灶呈不规则形，平行生长，边缘不完整，可见成角改变，内呈复合囊实性回声，有一无回声小灶，后方回声增强。

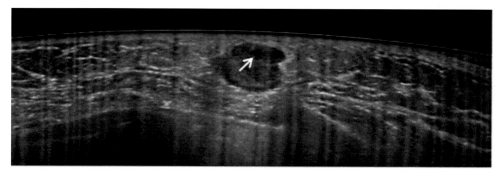

图 6-1-76　病灶横切面

图 6-1-77 为病灶冠状面，可见病灶周围有不连续的低回声晕、不连续的高回声晕、白墙征。

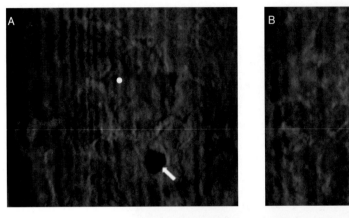
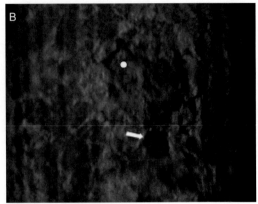
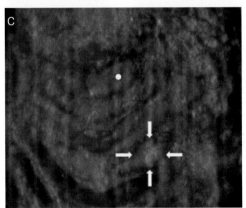

A.白色箭头：低回声晕；B.白色箭头：高回声晕；
C.白色箭头：白墙征。白色圆点：乳头位置。
图 6-1-77 病灶冠状面

综合病灶横切面及冠状面图像特征，诊断为 BI-RADS 分类 4B。病理结果：浸润性导管癌＋导管内癌。

第二节　导管内癌

【病例 1】患者，40 岁女性，均匀腺体背景，在右侧乳腺 11 点方向，距离乳头约 69 mm、体表约 7 mm 可见一非肿块型病变，最大径约 27 mm。

图 6-2-1 为病灶横切面，显示该病灶呈不规则形，边缘模糊，内部可见大量簇状强回声点，后方回声衰减。

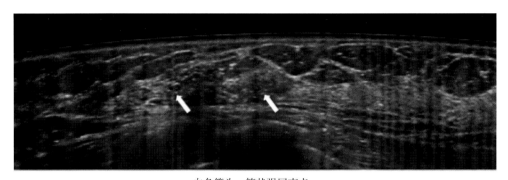

白色箭头：簇状强回声点。

图 6-2-1　病灶横切面

图 6-2-2 为病灶冠状面，可见病灶范围显示较清楚，边缘模糊，内部见强回声点。

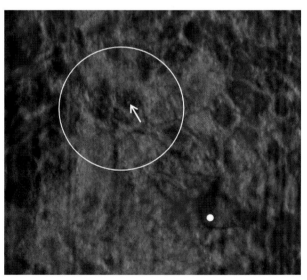

圆圈内区域：病灶；白色箭头：强回声点；白色圆点：乳头位置。

图 6-2-2　病灶冠状面

综合病灶横切面及冠状面图像特征，诊断为 BI-RADS 分类 5。病理结果：导管内癌。

【病例 2】患者，53 岁女性，均匀腺体背景，在右侧乳腺 10 点方向，距离乳头约 37 mm、体表约 15 mm 可见一非肿块型病变，最大范围约 12 mm。

图6-2-3为病灶横切面，显示该病灶呈不规则形，平行生长，边缘不完整，可见细分叶改变，内回声不均匀，后方回声无明显改变。

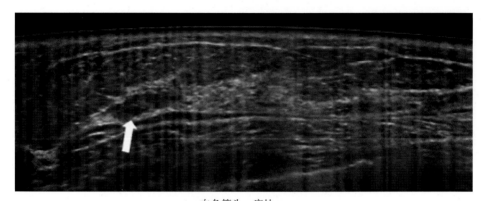

白色箭头：病灶。

图6-2-3 病灶横切面

图6-2-4为病灶冠状面，病灶旁可见跳跃征，结节周围可见连续的高回声晕。

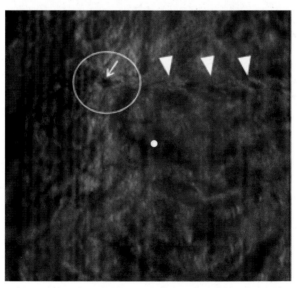

圆圈内区域：病灶；白色三角：跳跃征；白色箭头：高回声晕；白色圆点：乳头位置。

图6-2-4 病灶冠状面

综合病灶横切面及冠状面图像特征，诊断为BI-RADS分类4A。病理结果：导管内癌。

【病例3】患者，34岁女性，均匀腺体背景，在右侧乳腺11点方向，距离乳头约70 mm、体表约4 mm处可见一非肿块型病变，最大范围约55 mm。

图 6-2-5 为病灶横切面，可见该病灶呈不规则形，平行生长，边缘不完整，可见成角、细分叶改变，内呈低回声，可见多发强回声点，后方回声无改变。

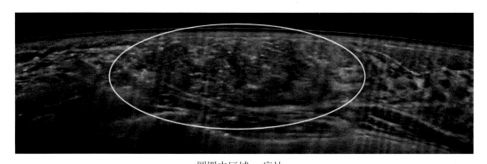

圆圈内区域：病灶。

图 6-2-5　病灶横切面

图 6-2-6 为病灶冠状面，病灶范围大，边缘不完整，可见模糊、毛刺改变，周围结构扭曲。

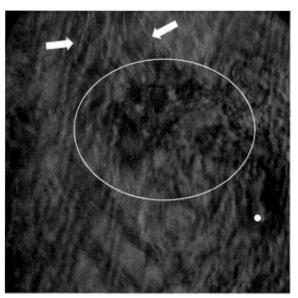

圆圈内区域：病灶；白色箭头：病灶周围结构扭曲；白色圆点：乳头位置。

图 6-2-6　病灶冠状面

综合病灶横切面及冠状面图像特征，诊断为 BI-RADS 分类 5。病理结果：导管内癌。

【**病例 4**】患者，65 岁女性，均匀腺体背景，在左侧乳腺 1 点方向，距离乳头约 36 mm、体表约 6 mm 处可见一非肿块型病变，最大范围约 25 mm。

图 6-2-7 为病灶横切面，病灶呈不规则形，边缘模糊，内部回声不均匀，可见强回声点，后方回声衰减。

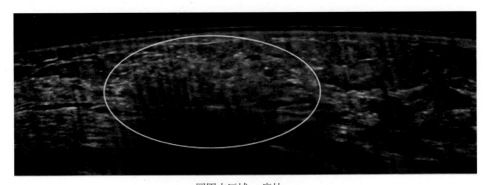

圆圈内区域：病灶。

图 6-2-7　病灶横切面

图 6-2-8 为病灶冠状面，可见病灶局部有汇聚征。

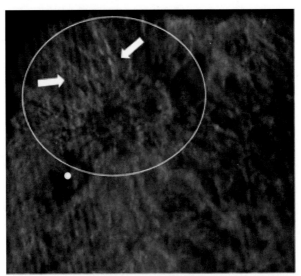

圆圈内区域：病灶；白色箭头：汇聚征；白色圆点：乳头位置。

图 6-2-8　病灶冠状面

图 6-2-9 为病灶冠状面，相对于横切面，超声 C 平面扫描对病灶范围的显示更优。

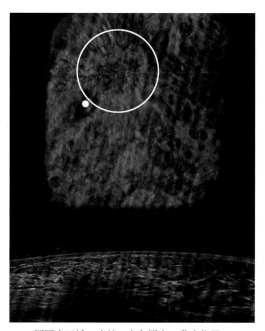

圆圈内区域：病灶；白色圆点：乳头位置。

图 6-2-9　病灶冠状面及对应横切面

综合病灶横切面及冠状面图像特征，诊断为 BI-RADS 分类 4C。病理结果：导管内癌。

第三节　浸润性小叶癌

【病例 1】患者，37 岁女性，均匀腺体背景，在右乳 1 点方向，距离乳头约 33 mm、体表约 5 mm 可见一个肿块型病变，最大径约 14 mm。

图 6-3-1 为病灶横切面，病灶呈不规则形，边缘不完整，可见成角、毛刺、细分叶改变，内呈低回声，后方回声无明显改变。

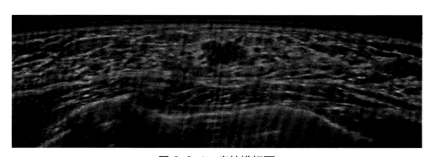

图 6-3-1　病灶横切面

图 6-3-2 为病灶冠状面，可见病灶有明显汇聚征，病灶上方可见跳跃征。

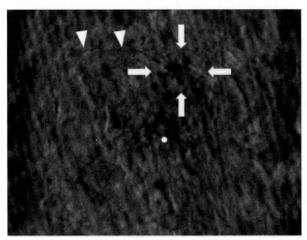

白色箭头：病灶；白色三角：跳跃征；白色圆点：乳头位置。

图 6-3-2　病灶冠状面

综合病灶横切面及冠状面图像特征，诊断为 BI-RADS 分类 4C。病理结果：浸润性小叶癌。

【病例2】患者，69 岁女性，不均匀腺体背景，左侧乳腺 2 点钟方向距离乳头约 44 mm，距离体表约 11 mm 可见一个肿块型病变，最大径约 11 mm。

图 6-3-3 为病灶横切面，病灶呈不规则形，纵向生长，边缘不完整，可见模糊、成角、毛刺，内部呈低回声，后方回声衰减，周围结构扭曲。

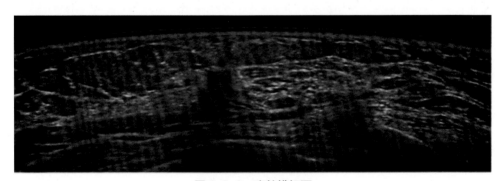

图 6-3-3　病灶横切面

图 6-3-4 为病灶冠状面，可见病灶显示明显，周围有典型汇聚征。

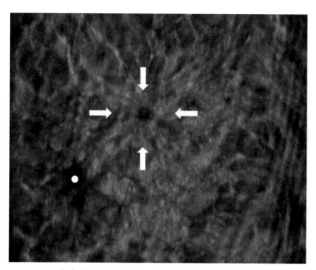

白色箭头：汇聚征；白色圆点：乳头位置。

图 6-3-4 病灶冠状面

根据病灶横切面特征，病灶可判读为 BI-RADS 分类 4A，联合冠状面图像特征，该病灶最终 BI-RADS 分类 4C。病理结果：浸润性小叶癌。

【病例3】患者，59岁女性，不均匀腺体背景，在右侧乳腺9点方向，距离乳头约28 mm、体表约6 mm 可见一个肿块型病变，最大径约24 mm。

图 6-3-5 为病灶横切面，病灶呈不规则形，纵向生长，边缘不完整，可见模糊、成角、毛刺改变，内部呈低回声，后方回声衰减，周围结构扭曲。

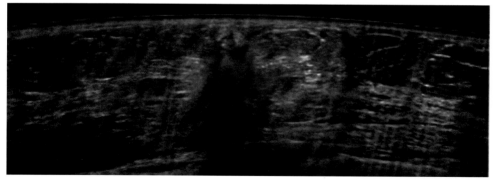

图 6-3-5 病灶横切面

图 6-3-6 为病灶冠状面，可见病灶周围有汇聚征。

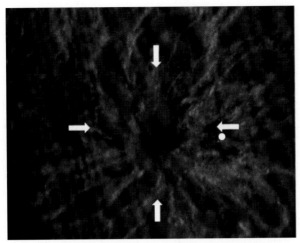

白色箭头：汇聚征；白色圆点：乳头位置。

图 6-3-6 病灶冠状面

综合病灶横切面及冠状面图像特征，诊断为 BI-RADS 分类 5。病理结果：浸润性小叶癌。

第四节　其他恶性病例

【病例 1】患者，41 岁女性，不均匀腺体背景，在右侧乳腺 11 点方向，距离乳头约 15 mm、体表约 12 mm 可见一肿块型病变，最大径约 16 mm。

图 6-4-1 为病灶横切面，显示病灶呈不规则形，纵向生长，边缘不完整，可见成角、细分叶改变，内呈低回声，后方回声增强。

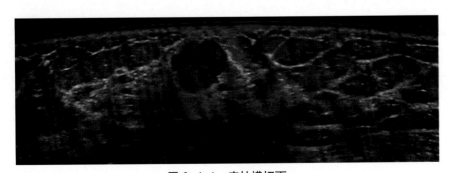

图 6-4-1 病灶横切面

图 6-4-2 为病灶冠状面，显示该病灶位于乳头旁，周围可见不连续的高回声晕。

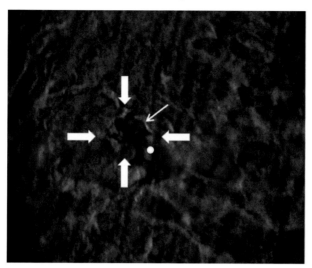

白色粗箭头：病灶；白色细箭头：高回声晕；白色圆点：乳头位置。

图 6-4-2　病灶冠状面

综合病灶横切面及冠状面图像特征，诊断为 BI-RADS 分类 4B。病理结果：浸润性导管癌 II 级 + 黏液癌。

【病例 2】患者，64 岁女性，均匀脂肪背景，在右侧乳腺 11 点方向，距离乳头约 26 mm、体表约 3 mm 处可见一个肿块型病变，最大径约 33 mm。

图 6-4-3 为病灶横切面，显示肿块呈椭圆形，平行生长，边缘不完整，可见成角改变，内部呈不均匀回声，可见强回声点，后方回声增强。病灶局部皮肤层疑受侵犯。

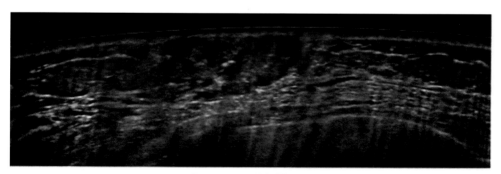

图 6-4-3　病灶横切面

图 6-4-4 为病灶冠状面，病灶邻近乳头，局部可见汇聚征，周围见不连续低回声晕，黑色区域为耦合剂未充分填充，探头未能贴合皮肤所造成。

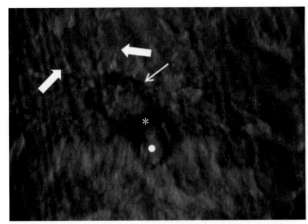

白色粗箭头：汇聚征；白色细箭头：低回声晕；白色圆点：乳头位置；*：探头未贴合皮肤所致。

图 6-4-4　病灶冠状面

图 6-4-5 为病灶冠状面，可见白墙征，对应横切面上病灶后方增强区域。

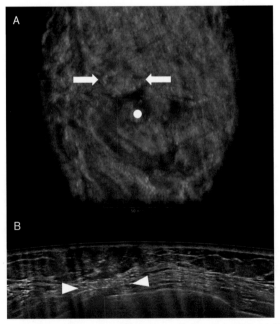

A.白色箭头：白墙征；白色圆点：乳头位置；B.白色三角：病灶后方增强区域。

图 6-4-5　病灶冠状面及对应横切面

综合病灶横切面及冠状面图像特征，诊断为 BI-RADS 分类 4C。病理结果：浸润性导管癌Ⅲ级 + 黏液癌。

【病例3】患者，48岁女性，均匀腺体背景，在左侧乳腺2点方向，距离乳头约36 mm、体表约5 mm处可见一个肿块型病变，最大径约15 mm。

图6-4-6为病灶横切面，显示病灶呈不规则形，平行生长，边缘模糊，内部呈低回声，后方回声增强。

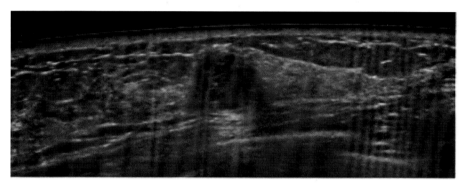

图 6-4-6　病灶横切面

图6-4-7为病灶冠状面，显示病灶周围有不连续低回声晕。

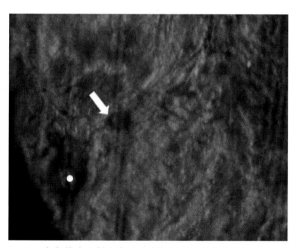

白色箭头：低回声晕；白色圆点：乳头位置。
图 6-4-7　病灶冠状面

图6-4-8为病灶冠状面，可见白墙征，对应横切面上为病灶后方回声增强。

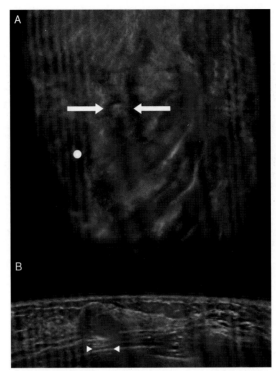

A.白色箭头：白墙征；B.白色圆点：乳头位置；B.白色三角：病灶后方回声增强区域。

图 6-4-8　病灶冠状面及对应横切面

综合横切面及冠状面图像特征，该病灶 BI－RADS 分类：4A。病理结果：黏液癌。

【病例 4】患者，45 岁女性，均匀腺体背景，在右侧乳腺 11 点方向，距离乳头约 62 mm、体表约 7 mm 处可见一肿块型病变，最大径约 33 mm。

图 6－4－9 为病灶横切面，显示该病灶呈不规则形，边缘不完整，可见模糊、细分叶改变，内呈高回声，回声不均匀，后方回声无明显改变。

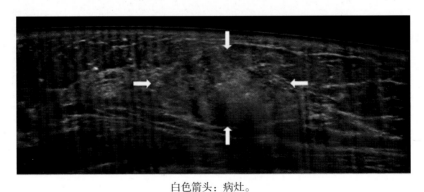

白色箭头：病灶。

图 6-4-9　病灶横切面

图 6-4-10 为病灶冠状面，显示病灶呈高回声，病灶旁可见跳跃征。

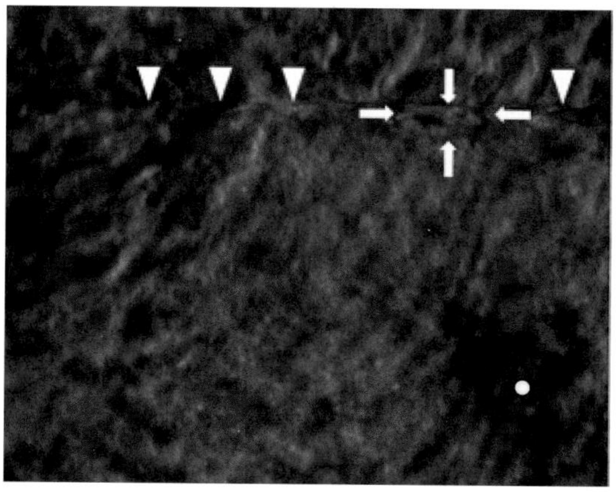

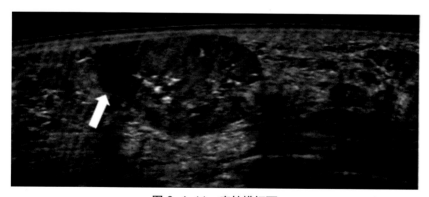

白色箭头：病灶；白色三角：跳跃征；白色圆点：乳头位置。
图 6-4-10　病灶冠状面

综合病灶横切面及冠状面图像特征，诊断为 BI-RADS 分类 4A，病理结果：黏液癌 + 浸润性导管癌。

【病例 5】患者，58 岁女性，均匀腺体背景，在右侧乳腺 9 点方向，距离乳头约 51 mm、体表约 3 mm 处可见一个肿块型病变，最大径约 35 mm。

图 6-4-11 为病灶横切面，病灶呈椭圆形，边缘不完整，可见成角改变，局部边缘因为衰减显示不清，内部呈低回声，有多个强回声点，后方回声增强。

图 6-4-11　病灶横切面

图 6-4-12 为病灶冠状面，显示病灶呈椭圆形，周边可见连续的低回声晕，病灶左侧较宽的黑色区域为横切面所示衰减区域（图 6-4-12A）；病灶周围可见高回声晕（图 6-4-12B）。

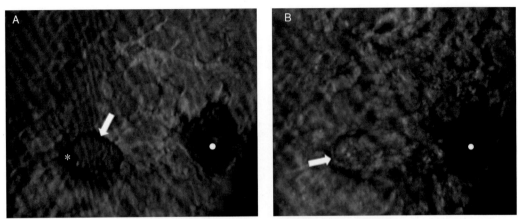

A.白色箭头：低回声晕；*：衰减区域。B.白色箭头：高回声晕。白色圆点：乳头位置。

图 6-4-12　病灶冠状面

图 6-4-13 为病灶冠状面，可见白墙征，对应横切面上为病灶后方回声增强区域。

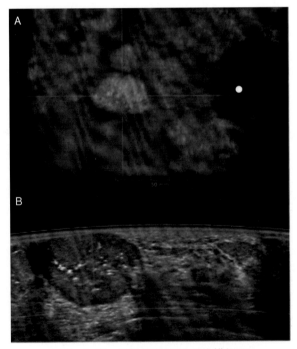

图 6-4-13　病灶冠状面及对应横切面

综合病灶横切面及冠状面特征，诊断为 BI-RADS 分类 5。病理结果：浸润性导管癌 Ⅱ 级 + 化生性癌。

【病例6】患者，62 岁女性，均匀腺体背景，在右侧乳腺 11 点方向，距离乳头约

46 mm、体表约 10 mm 处可见一个肿块型病变，最大径约 24 mm。

图 6-4-14 为病灶横切面，显示该病灶呈不规则形，平行生长，边缘不完整，可见成角、细分叶改变，内部呈均匀低回声，后方回声增强。

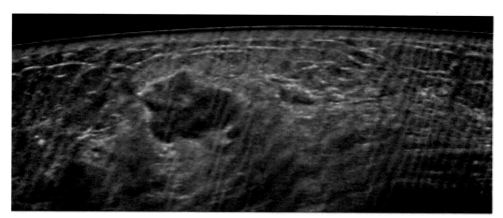

图 6-4-14 病灶横切面

图 6-4-15 为病灶冠状面，无明显特殊征象。

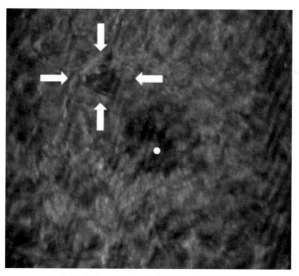

A.白色箭头：病灶；白色圆点：乳头位置。

图 6-4-15 病灶冠状面

图 6-4-16 为病灶冠状面，可见白墙征，对应处横切面上病灶后方回声增强区域。

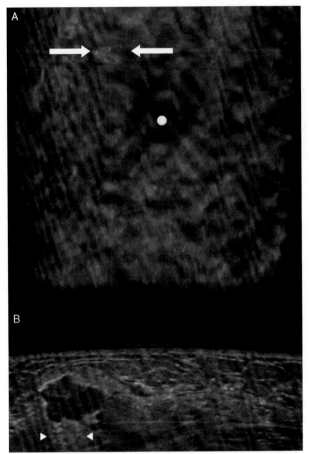

A. 白色箭头：白墙征；白色圆点：乳头位置；B. 白色三角：病灶后方回声增强区域。

图 6-4-16　病灶冠状面及对应横切面

综合病灶横切面及冠状面特征，BI-RADS 分类 4C。病理结果：浸润性导管癌Ⅲ级 + 化生性癌。

【病例 7】患者，35 岁女性，均匀腺体背景，在右侧乳腺 3 点钟方向，距离乳头约 39 mm、体表 7 mm 处可见一个非肿块型病变，最大范围约 30 mm。

图 6-4-17 为病灶横切面，显示病灶呈不规则形，平行生长，沿乳腺蔓延，边缘不完整，可见模糊、成角改变，内呈低回声，见较多强回声点。病灶后方回声衰减；病灶旁可见两个无回声灶。

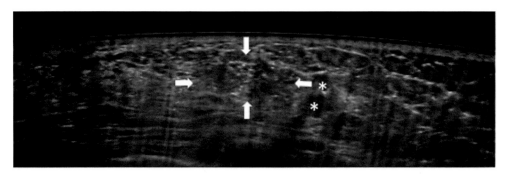

白色箭头：病灶；*：无回声灶。

图 6-4-17　病灶横切面

图 6-4-18 为病灶冠状面，可见病灶边缘模糊，未见特殊征象。

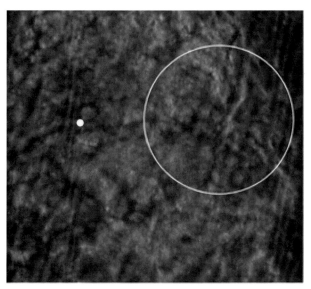

图 6-4-18　病灶冠状面

综合病灶横切面及冠状面图像特征，诊断为 BI-RADS 分类 4C。病理结果：浸润性微乳头状癌 + 浸润性导管癌Ⅱ级。

【**病例 8**】患者，67 岁女性，均匀腺体背景，在右侧乳腺 1 点方向，距离乳头约 41 mm、体表约 9 mm 可见一肿块型病变，最大径约 20 mm。

图 6-4-19 为病灶横切面，病灶呈不规则形，呈纵向生长，边缘模糊，内回声不均匀，可见腔隙状无回声暗区，后方回声增强。

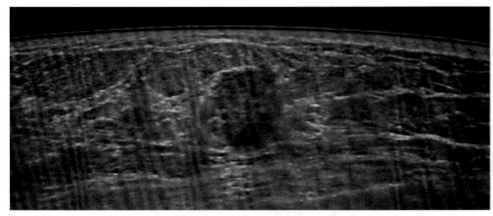

图 6-4-19　病灶横切面

图 6-4-20 为病灶冠状面，可见病灶周围有不连续的高回声晕。

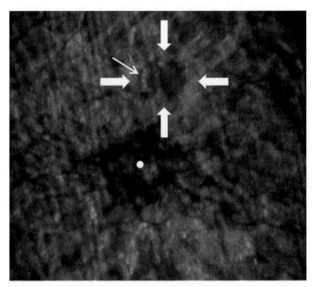

白色粗箭头：病灶；白色细箭头：高回声晕；白色圆点：乳头位置。
图 6-4-20　病灶冠状面

综合病灶横切面及冠状面图像特征，诊断为 BI-RADS 分类 4A。病理结果：浸润性导管癌Ⅲ级＋浸润性微乳头状癌。

【病例 9】患者，67 岁女性，均匀腺体背景，在右侧乳腺 12 点方向，距离乳头约 25 mm、体表约 4 mm 处可见一个肿块型病变，最大径约 32 mm。

图6-4-21为病灶横切面，该病灶呈不规则形，平行生长，边缘不完整，可见细分叶改变，内部呈低回声，后方回声增强，并可见侧方声影。

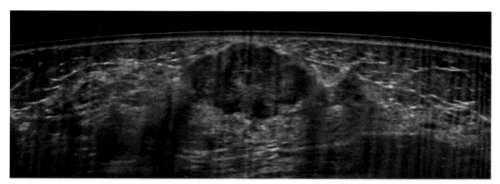

图 6-4-21 病灶横切面

图6-4-22为病灶冠状面，可见病灶位于乳头上方，周围有跳跃征，局部可见汇聚征。

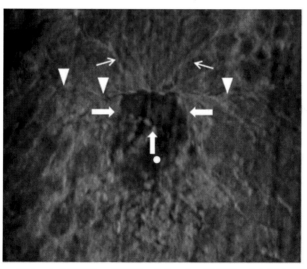

白色粗箭头：病灶；白色细箭头：汇聚征；白色三角：跳跃征；白色圆点：乳头位置。
图 6-4-22 病灶冠状面

综合病灶横切面及冠状面图像特征，诊断为 BI-RADS 分类 4C。病理结果：伴大汗腺分化的浸润性癌。

【病例 10】患者，58 岁女性，均匀腺体背景，在右侧乳腺 10 点方向，距离乳头约 55 mm、体表约 9 mm 可见一个肿块型病变，最大径约 18 mm。

图 6-4-23 为病灶横切面，该病灶呈椭圆形，平行生长，边缘不完整，可见细分叶改变，内部呈低回声，后方回声增强。

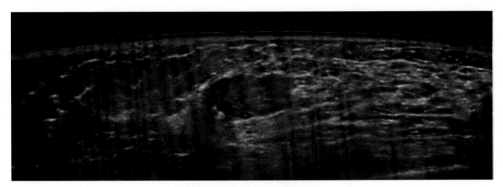

图 6-4-23　病灶横切面

图 6-4-24 为病灶冠状面，可见该病灶周围有不连续的低回声晕。

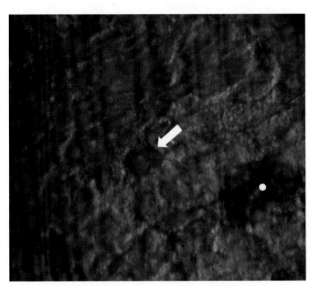

白色箭头：低回声晕；白色圆点：乳头位置。

图 6-4-24　病灶冠状面

图 6-4-25 为病灶冠状面及对应横切面，冠状面可见白墙征，对应横切面上病灶后方回声增强区域。

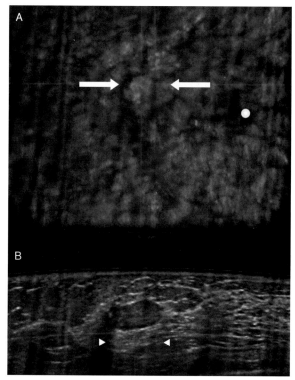

A.白色箭头：白墙征；白色圆点：乳头位置；B.白色三角：病灶后方回声增强区域。

图6-4-25　病灶冠状面及对应横切面

综合横切面及冠状面图像特征，该病灶BI-RADS分类4A。病理结果：包裹性乳头状癌。

第五节　正常淋巴结及乳腺癌转移性淋巴结

【病例1】正常淋巴结横切面及冠状面表现。

图6-5-1展示一正常腋窝淋巴结，呈椭圆形，边界清楚，可见高回声淋巴门结构。

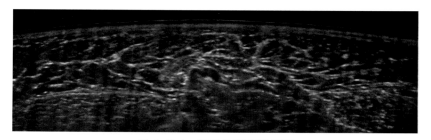

图6-5-1　淋巴结超声横切面

图 6-5-2 A 环状低回声为淋巴结皮质部分，中央高回声为淋巴门结构。图 6-5-2B 展示一正常淋巴结，可见淋巴门结构。

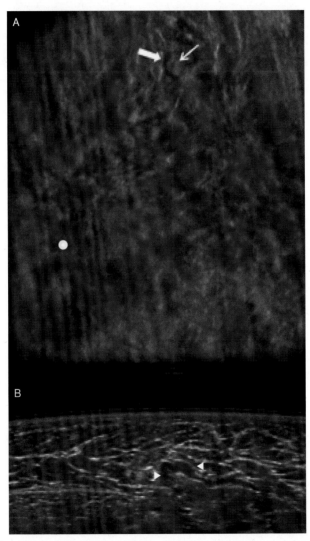

A.白色粗箭头：低回声；白色细箭头：高回声；白色圆点：乳头位置；B.白色三角：淋巴结。

图 6-5-2 淋巴结冠状面及对应横切面

【病例 2】乳腺癌转移性淋巴结表现。患者，27 岁女性，该患者腋窝淋巴结肿大明显，在自动乳腺容积图像上面也得到显示。

图 6-5-3 可见左侧腋窝多发淋巴结肿大，呈椭圆形，边界清楚，淋巴门消失。

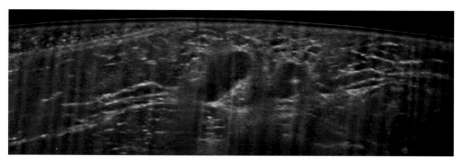

图 6-5-3　淋巴结超声横切面

　　在冠状面（图 6-5-4A）及横切面（图 6-5-4B）中可见淋巴结。该患者腋窝多发淋巴结肿大，淋巴结椭圆形，边界清楚，淋巴门消失。

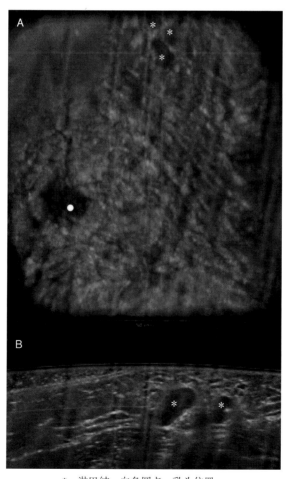

*：淋巴结；白色圆点：乳头位置。

图 6-5-4　淋巴结冠状面及对应横切面

【病例3】乳腺癌转移性淋巴结表现。患者，36岁女性，右侧腋窝多发淋巴结肿大。

图6-5-5显示腋窝不同切面多发肿大淋巴结，椭圆形或者类圆形，边界清楚，淋巴门消失。

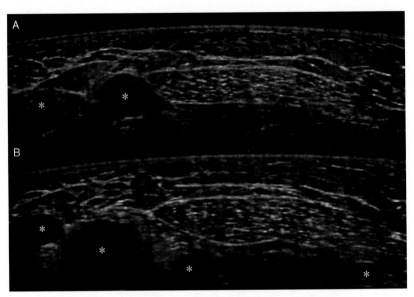

*：淋巴结。

图6-5-5　淋巴结超声横切面

图6-5-6可见大小不一的淋巴结，淋巴门消失。

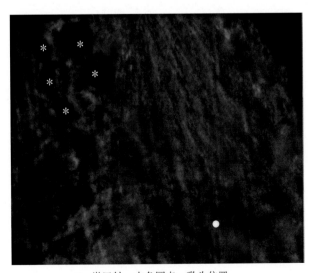

*：淋巴结；白色圆点：乳头位置。

图6-5-6　淋巴结超声冠状面

第七章　特殊病例展示

第一节　自动乳腺容积超声展示多灶性病例

【病例1】患者，48岁女性，双乳可见多发单纯囊肿。冠状面可清晰显示囊肿的分布、大小及数目。

图7-1-1可见多发单纯囊肿，较大囊肿旁可见跳跃征。

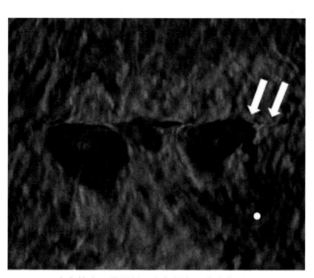

白色箭头：跳跃征；白色圆点：乳头位置。

图7-1-1　病灶冠状面

图7-1-2可见多发单纯囊肿，较大囊肿旁可见跳跃征，部分囊肿周围可见高回声晕。

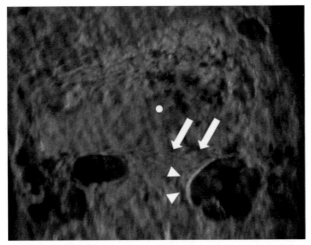

白色三角：高回声晕；白色箭头：跳跃征；白色圆点：乳头位置。

图 7-1-2　病灶冠状面

图7-1-3可见多发单纯囊肿，呈椭圆形，边缘完整，内部呈无回声，后方回声增强。

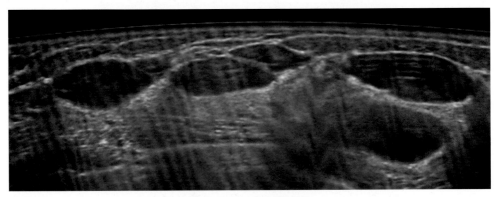

图 7-1-3　病灶横切面

图7-1-4可见多发单纯囊肿，呈椭圆形，边缘完整，内部呈无回声，后方回声增强。

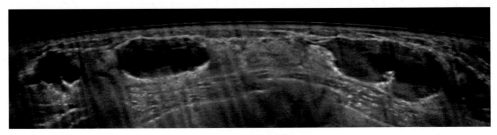

图 7-1-14　病灶横切面

【**病例2**】患者，44岁女性，右乳可见2个纤维腺瘤。冠状面可清晰显示纤维腺瘤的分布、大小及数目。

图7-1-5可见右乳3点、5点方向各有一个纤维腺瘤。

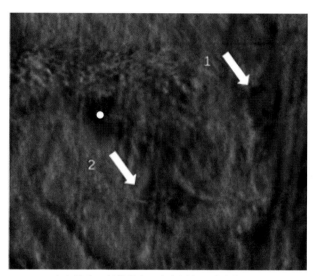

白色箭头：纤维腺瘤；白色圆点：乳头位置。

图7-1-5 病灶冠状面

图7-1-6A可见病灶1呈椭圆形，平行生长，边缘完整，内部呈低回声，后方回声无明显改变，周围结构明显未见扭曲；图7-1-16B可见病灶2呈椭圆形，平行生长，边缘完整，内部呈低回声，后方回声无明显改变，周围结构明显未见扭曲。

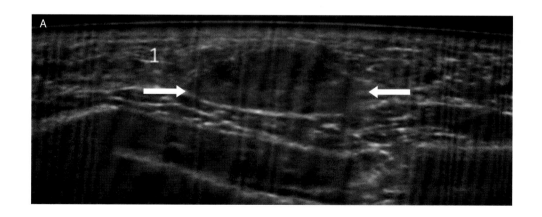

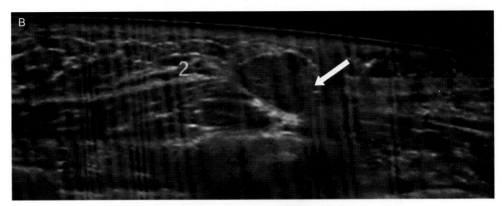

A.白色箭头：病灶1；B.白色箭头：病灶2。

图7-1-6 病灶横切面

【**病例3**】多发小叶原位癌。患者，41岁女性，乳腺背景为均匀腺体型，右乳可见多个肿块型病变，位于12点（2个）、6点、8点方向，最大者长径约18 mm，病理诊断为小叶原位癌。

图7-1-7可见右乳12点方向肿块（病灶1），周围结构扭曲。

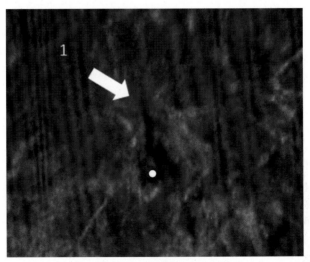

白色箭头：病灶；白色圆点：乳头位置。

图7-1-7 病灶冠状面

图7-1-18可见12点方向肿块（病灶2）周围可见典型汇聚征，8点方向肿块（病灶3）、6点方向肿块（病灶4）形态不规则，边缘可见成角改变。

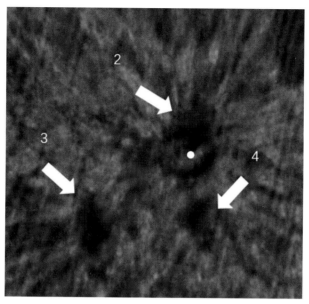

白色箭头：病灶；白色圆点：乳头位置。

图 7-1-8 病灶冠状面

图 7-1-9A 可见病灶 1 呈不规则形，非平行生长，边缘不完整，内部呈不均匀回声，后方回声稍衰减，周围结构扭曲；图 7-1-9B 可见病灶 2 呈不规则形，非平行生长，边缘不完整，可见模糊、成角改变，内部呈低回声，后方回声稍衰减，周围结构明显可见扭曲；图 7-1-9C 可见病灶 3 呈不规则形，非平行生长，边缘不完整，可见模糊、成角、细分叶改变，内部呈低回声，后方回声衰减，周围结构；图 7-1-9D 可见病灶 4 呈不规则形，非平行生长，边缘不完整，可见模糊改变，内部呈低回声，后方回声稍衰减，周围结构扭曲。

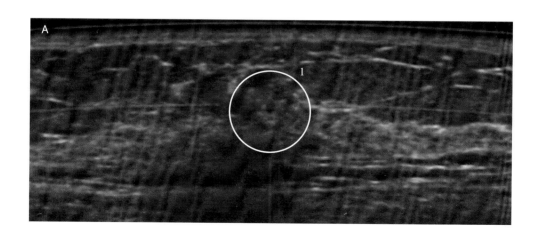

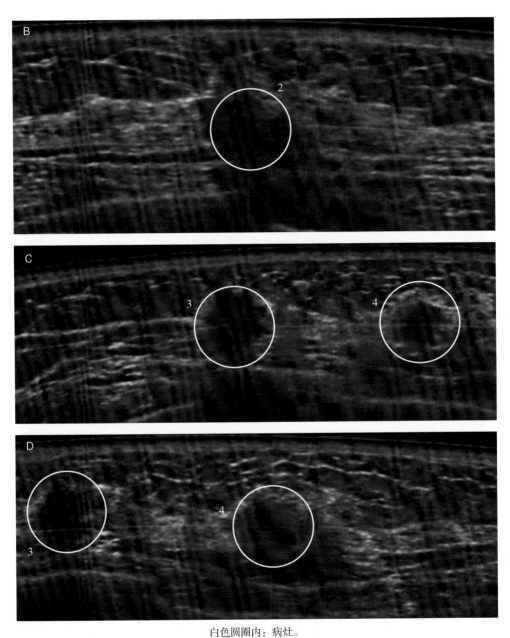

白色圆圈内：病灶。

图 7-1-9 病灶横切面

【**病例 4**】多发浸润性导管癌。患者，62 岁女性，乳腺背景为不均匀型，右乳可见多个肿块型病变，位于 10-11 点，最大者长径约 38 mm，病理结果：浸润性导管癌Ⅲ级。

图 7-1-10A 可见右乳 10-11 点方向有 3 个病灶；图 7-1-10B 可见右乳 10 点方向另 1 个病灶。病理结果：浸润性导管癌Ⅲ级。

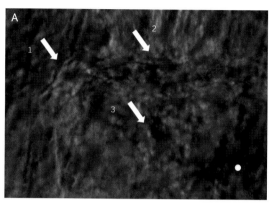
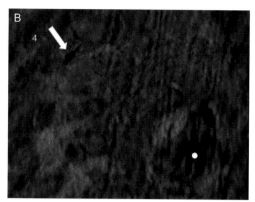

白色箭头：病灶；白色圆点：乳头位置。

图 7-1-10 病灶冠状面

图 7-1-11A 可见病灶 1 呈不规则形，平行生长，边缘不完整，有细分叶改变，内部呈低回声，后方回声无明显改变，周围结构明显未见扭曲；图 7-1-11B 可见病灶 2 呈不规则形，平行生长，边缘不完整，有成角、细分叶改变，内部呈低回声，后方回声衰减，周围结构明显未见扭曲；图 7-1-11C 可见病灶 3 呈不规则形，平行生长，边缘不完整，内部呈低回声，后方回声无明显改变，周围结构明显未见扭曲；图 7-1-11D 可见病灶 4 呈圆形，非平行生长，边缘模糊，内部呈低回声，后方回声无明显改变。

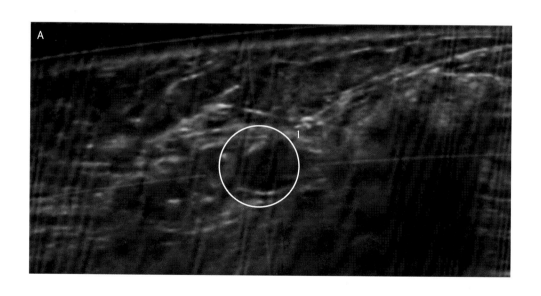

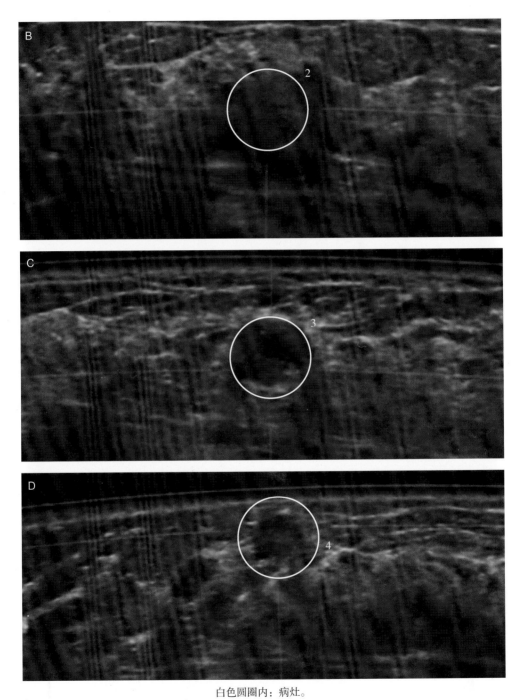

白色圆圈内：病灶。

图 7-1-11 病灶横切面

第二节 自动乳腺容积超声准确判断病灶范围

【病例1】大的肿块型病灶。患者,51岁女性,乳腺背景为均匀腺体型,右乳11点可见一个肿块型病变,最大径约49 mm,病理结果为纤维腺瘤。

图7-2-1可见右乳巨大肿块,周围有低回声晕,冠状面可清楚显示肿块位置及准确范围。

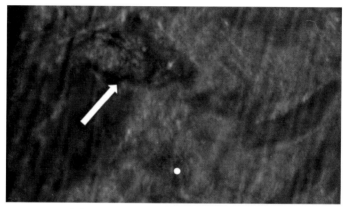

白色箭头:低回声晕;白色圆点:乳头位置。

图7-2-1 病灶冠状面

图7-2-2可见肿块呈椭圆形,平行生长,边缘完整,内部呈不均匀回声,可见小灶性液性暗区,后方回声稍增强。病灶内部未见明显钙化,周围结构无扭曲。

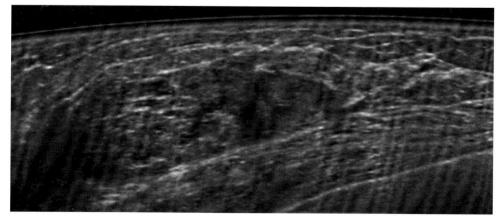

图7-2-2 病灶横切面

【**病例2**】30岁女性，乳腺背景为均匀腺体型，左乳11点方向可见一个肿块型病变，最大径约50 mm，病理结果为腺病。

图7-2-3可见左乳巨大肿块，周围有聚征，冠状面可清楚显示肿块位置及准确范围。

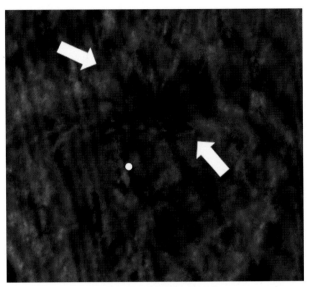

白色箭头：汇聚征；白色圆点：乳头位置。

图 7-2-3 病灶冠状面

图7-2-4为病灶横切面，病灶呈不规则形，平行生长，边缘不完整，可见模糊、成角、细分叶改变，内部呈低回声，后方回声无明显改变。病灶内部可见多发散在微小钙化点，周围结构扭曲。横切面难以显示病灶全貌。

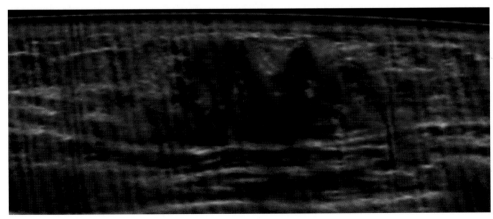

图 7-2-4 病灶横切面

【**病例3**】范围广的非肿块型病变。患者，33 岁女性，乳腺背景为均匀腺体型，右乳 11 点可见一个非肿块型病变，最大径约 55 mm，病理为导管内癌。

图 7-2-5 可见右乳巨大片状低回声区，冠状面可清楚显示肿块位置及准确范围。

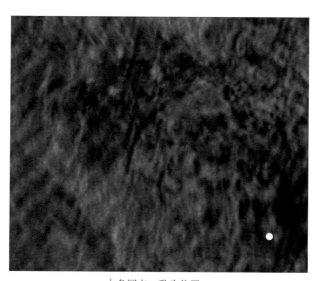

白色圆点：乳头位置。

图 7-2-5　病灶冠状面

图 7-2-6 可见非肿块型病变呈片状低回声区，内部可见多发散在微小钙化。

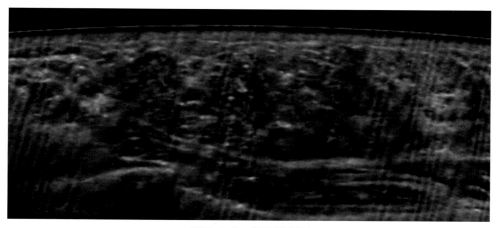

图 7-2-6　病灶横切面

【**病例4**】范围广的非肿块型病变。患者，58岁女性，乳腺背景为均匀腺体型，右乳上象限可见一个非肿块型病变，沿导管走行，最大范围约72 mm，病理结果为浸润性导管癌Ⅲ级＋导管内癌。

图7-2-7可见右乳上象限肿块型病变，沿导管走行，冠状面可清楚显示肿块位置及准确范围。

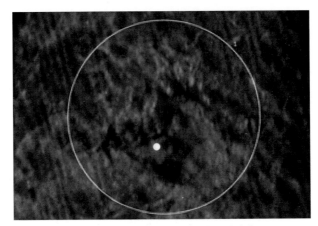

圆圈内区域：肿块型病变；白色圆点：乳头位置。

图7-2-7 病灶冠状面

图7-2-8可见非肿块型病变呈导管状片状低回声区，内部未见明显钙化，横切面难以显示整体范围。

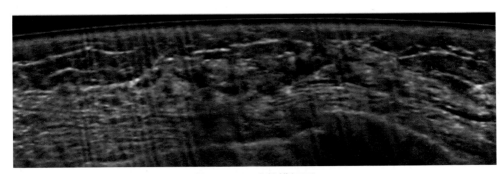

图7-2-8 病灶横切面

第八章　自动乳腺容积超声规范化报告

第一节　结构化报告——自动乳腺容积超声推荐报告

自动容积超声报告内容推荐包括患者的基本信息、图像质控评估，并对病变按照BI-RADS词典进行描述，需额外增加冠状面的特征描述，并根据指南给出分类和管理意见。图像质控需在图像判读前完成，报告里相关内容仅呈现结论。本章将对以上内容进行阐述。

（一）质量控制

1.乳腺容积图像位置、深度和分辨率是否合格，是否存在干扰诊断的伪像；

2.需观察内容参考第三章第二节"乳腺解剖"。

（二）报告描述

简要描述腺体构成：均匀腺体型、均匀脂肪型、不均匀腺体型。描述及对比重要发现如下。

（1）病灶的定位应包括点钟位置、病灶距离皮肤及乳头的距离。不同的容积位置，病灶的位置会有一定误差，选择病灶显示最佳的容积位置（如中央区病灶应选择AP位，内侧象限病灶选择MED位，外侧象限病灶选择LAT位）为准。

（2）为了方便临床理解，重要的发现应该使用BI-RADS词典标准用词进行描述。包括：病变类型（肿块型或非肿块型病变），肿物的形状、方位、边缘、回声、后方特征，钙化，伴随征象及特殊病例。

（3）记录冠状面的征象：包括汇聚征、跳跃征、晕环征、白墙征等。

（4）需与之前检查的结果对比，包括体查、乳房X线、MRI等

① 初诊患者：已行体格检查、乳房X线检查、MRI或其他影像学检查，乳腺超

声应与之关联。如果超声发现为新探及或与其他影像结果无对应关系，应在报告中陈述。

②复查患者：原有的病灶需和之前的检查结果做对比，新探及的病灶需记录相关的图像特征。

（三）报告结论

1.评估

需对超声重要发现给予 BI-RADS 分类。在某些情况下，医生可能会给出不完整评估（0类）来要求额外的检查。

（1）评估未完成—0类，需要进一步影像评价和/或以往影像学检查对比。如局部回声明显不均匀但未发现明确占位、患者乳头溢血但导管内未发现明确占位、复合囊实性肿物无法确定是否存在实性成分或腺体散在强回声点等，均可以提示0类，需根据需要选择乳腺手动超声、X线和MRI检查。

（2）评估已完成—最终分类

1类：阴性。正常乳腺，无阳性发现

2类：良性。一个或多个单纯囊肿，乳腺内淋巴结，术后积液，乳腺假体，复杂囊肿，以及随访2～3年以上无变化且无任何超声恶性征象的纤维腺瘤，可分2类，建议每12个月随访一次。

3类：良性可能性大。形态规则、边缘完整的纤维腺瘤、复杂性囊肿、簇状微小囊肿、腺病等典型的良性病变和良性病灶的术后改变可以归为3类，建议每6个月随访一次，连续随访两年病灶无变化，可降为2类，则可每12个月复查一次。

4类：可疑恶性。此类是为不具备典型恶性征象但足够怀疑而建议活检，常见的导管内乳头状病变、检查过程中明显增大及缺乏良性特征的病变可归为4类。可根据图像恶性程度的不同，将其分为4A、4B和4C类。

5类：高度提示恶性。

6类：已知的活检证实的恶性病灶。这一类是用于病理证实为恶性肿瘤（穿刺活检后、不全术后、乳腺癌新辅助化疗期间疗效评估）。

2.管理

每份报告都应包含进一步诊疗建议。应给出明确的建议来指导进一步诊疗。建议可包括常规的按年龄筛查、对良性可能的病灶随访观察、经皮或手术活检后患者每年随访以及临床治疗。如果建议影像引导下介入操作，需写明建议引导介入的影像方法，如钼靶的立体定位、超声或MRI的引导。

第二节 报告案例

自动乳腺容积超声报告中应包括患者基本信息、图像质控和病变描述等内容，下面以"乳腺容积超声远程会诊意见"报告为例。

1. 患者基本信息 + 图像质控（图 8-2-1）

乳腺容积超声远程会诊意见

患者信息

患者姓名：	患者 ID：	出生日期：
XXX	02308	1968-05-26
性别：	年龄：	风险因素：
F	53	
职业：	患者注释：	

超声检查

检查日期和时间：	检查描述：	技术人员：
2016-07-20 16:33		user
申请医生：	技术：	比较：
		无既往检查

扫查切面	RLAT	RMED	RAP	LLAT	LMED	LAP	LAP
扫描质量	✓	✓	✓	✓	✓	✓	✓

扫描质量：   合格

图 8-2-1 远程会诊报告参考案例

195

2.病变描述（图8-2-2）

超声发现

右乳:
无病变

左乳:

扫查切面	标记	位置	大小	肿块	钙化灶	超声评估
LLAT	1	方向: 2:30 距乳头: 39.6 mm 距皮肤: 12.5 mm	22.5 x 12.4 mm	形状: 不规则 方位: 平行 边缘: 不完整 (模糊, 成角, 细分叶, 汇聚征) 回声: 低回声 后方回声: 无	肿块内钙化	5类 （高度怀疑恶性,恶性风险≥95%,需组织活检）

辅助征象	结构扭曲
特殊情况	
冠状面表现	汇聚征
备注	邻近浅筋膜浅层及深层中断。

超声印象

腺体背景评价： 均匀的纤维腺体组织

检查评估： 5类 （高度怀疑恶性,恶性风险≥95%,需组织活检）

备注：

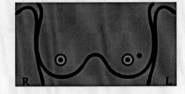

图8-2-2 远程会诊报告参考案例（接上图）

3. 管理建议及图像（图 8-2-3）

推荐

左乳外上象限肿块，建议超声引导下穿刺活检。

图像

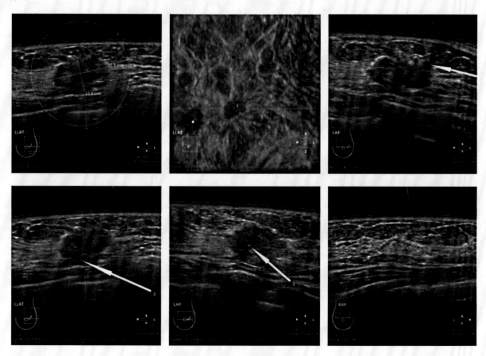

报告医生：**YY**

2022-04-29

图 8-2-3　远程会诊报告参考案例（接上图）

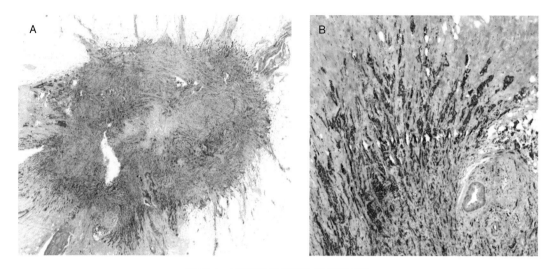

彩插 1　病灶冠状面和边缘病理切片

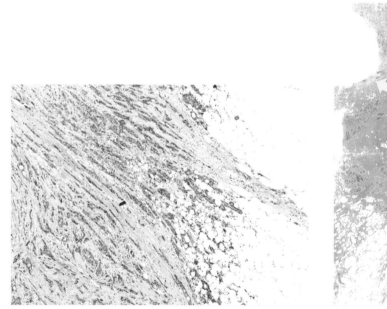

彩插 2　病灶边缘病理切片

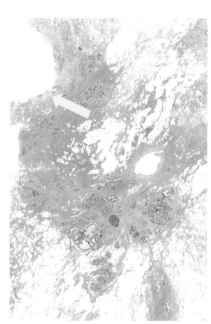

彩插 3　病灶冠状面病理切片